每日一学系列丛书

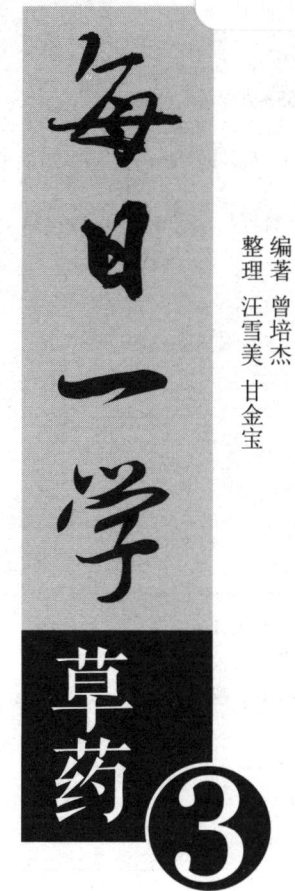

每日一学 草药 ③

编著 曾培杰
整理 汪雪美 甘金宝

中国科学技术出版社
·北京·

图书在版编目（CIP）数据

每日一学草药 . ③ / 曾培杰编著. — 北京：中国科学技术出版社，2020.8（2022.3 重印）

（每日一学系列丛书）

ISBN 978-7-5046-8683-1

Ⅰ . ①每… Ⅱ . ①曾… Ⅲ . ①中草药—基本知识 Ⅳ . ① R282

中国版本图书馆 CIP 数据核字 (2020) 第 091434 号

策划编辑	焦健姿　韩　翔
责任编辑	孙　超
装帧设计	佳木水轩
责任印制	李晓霖

出　　版	中国科学技术出版社
发　　行	中国科学技术出版社有限公司发行部
地　　址	北京市海淀区中关村南大街 16 号
邮　　编	100081
发行电话	010-62173865
传　　真	010-62179148
网　　址	http://www.cspbooks.com.cn

开　　本	850mm×1168mm 1/32
字　　数	251 千字
印　　张	9
版　　次	2020 年 8 月第 1 版
印　　次	2022 年 3 月第 2 次印刷
印　　刷	天津翔远印刷有限公司
书　　号	ISBN 978-7-5046-8683-1 / R・2544
定　　价	30.00 元

（凡购买本社图书，如有缺页、倒页、脱页者，本社发行部负责调换）

内容提要

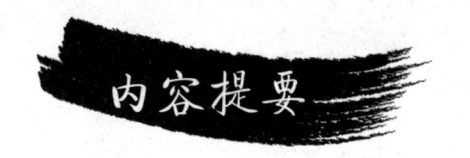

　　小草药，大用处。中草药是中医药文化的重要组成部分，是大自然赋予我们的宝贵财富。从古至今，劳动人民一直都能充分利用自然界的各种草木、花果治疗疾病。本书根据曾培杰老师在民间开设的"每日一学·草药"栏目整理而成，采用讲故事的形式，讲述了各种草药对不同疾病、不同证型的治疗效果，展示了诸多常用的草药验方、茶疗方、食疗方。书中故事轻松有趣，情节引人入胜，语言通俗易懂，摒弃了以往中医著作的种种文辞奥古、佶屈聱牙，轻松达到传播与教授中医文化及草药知识的目的。书中还特别设有"草药小贴士"，详细介绍草药的性味功用，以便读者更加深入地了解草药。相较于传统中医教材，本书的适读性更优，适合广大中医药爱好者阅读参考，中医药院校学生亦可通过本书的内容加深对理论学习的理解和掌握。

缘起

天气渐凉。

不管是刚破晓的微暗,还是丝丝的凉风。

不管是蒙蒙的细雨,还是呼啸的台风大雨。

不管是露天的石台前,还是人来人往的大桥下。

我们始终都会在清晨相约围坐在一起,共同学习一味草药,没有什么可以阻挠我们前行的脚步。

坐在凸凹不平的石头上,也不觉得痛,因为我们心里很安详。

阵阵凉风袭来,我们不觉得寒冷,因为做有意义的事让我们内心充满温暖。

金宝说,每天五点多摇醒他的是心中的草药梦,每天近10小时专心地投入学习是对中医的热爱。

很多学生说,觉得将近一小时的课太短了,意犹未尽,还想听。

所以学习的过程一定是快乐的,是乐学,只有这样才能坚持下去。

我们学习中医,做中医普及,一定不能苦了自己,而是每天都痛并快乐着。

每日一学,看似微不足道,但是滴水虽微,渐盈大器,每天进步一点点,积累一点点,终将得到令人惊喜的大收获!

目录

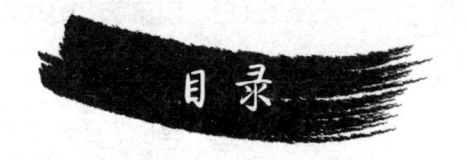

第 51 日　消山虎 / *001*

第 52 日　龙葵 / *007*

第 53 日　六角英 / *016*

第 54 日　毛麝香 / *027*

第 55 日　淡竹叶 / *036*

第 56 日　香茅 / *049*

第 57 日　绿豆 / *056*

第 58 日　两面针 / *066*

第 59 日　猫须草 / *074*

第 60 日　地豆草（假地豆）/ *085*

第 61 日　枇杷叶 / *095*

第 62 日　枳实 / *105*

第 63 日　溪黄草 / *113*

第 64 日　莲 / *119*

第 65 日　马蹄 / *127*

第 66 日　萝卜 / *135*

第 67 日　薏苡仁 / *142*

第 68 日　天麻 / *151*

第 69 日　枸杞 / *159*

第 70 日　何首乌 / *167*

贰

第 71 日　大枣 / *177*

第 72 日　当归 / *186*

第 73 日　三七 / *197*

第 74 日　大黄 / *207*

第 75 日　丹参 / *226*

方药集锦 / *240*

精彩语录 / *268*

后记 / *282*

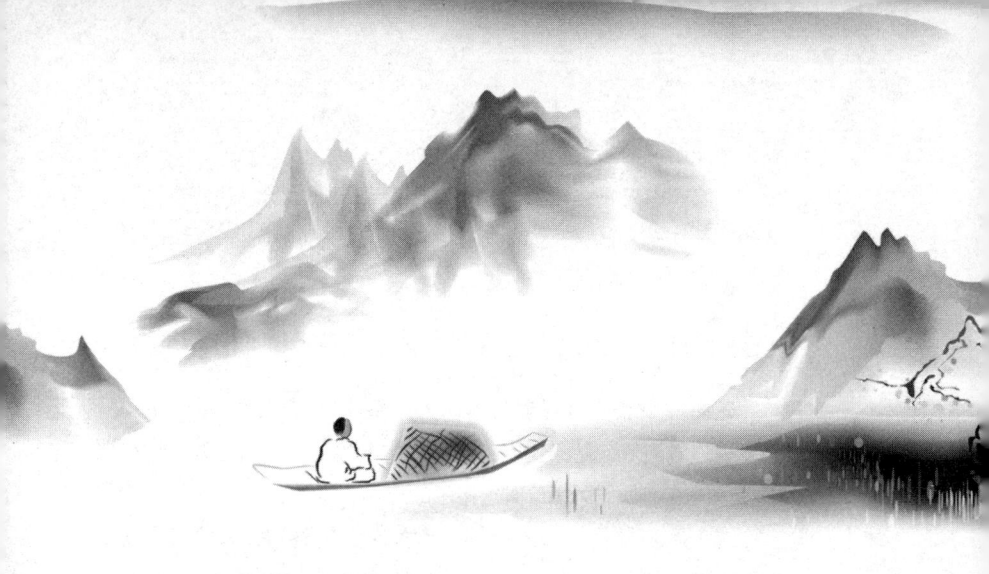

第 51 日
消山虎

9月16日 晴 湖心亭公园

　　昨天讲到小伸筋草又叫鹿角毛，它长得像微型的鹿角，还布满毛刺。

　　小伸筋草舒筋活络，药性能穿透到筋骨里，把风湿给带出体外。中老年人用小伸筋草30～50克煲汤喝，能使筋骨变得更柔软，可以缓解关节痛。

下肢痉挛

　　上车村的一个村民，一到晚上腿抽筋得厉害。淫羊藿和小伸筋草可以治。但当地这边很难采到淫羊藿，他家里正好有牛大力，就让他用牛大力加小伸筋草煲汤。结果一吃下去，腿抽筋的毛病好了，关节痛也好了。

　　遇上抽筋的病人，我们不要拘泥于这一组对药，只要补肾除湿，都能缓解抽筋的症状。

抽筋，不外乎是年老体衰，寒湿留在筋骨。所以我们选择两味药，一味药补体衰，如淫羊藿、牛大力或巴戟天；一味药除筋骨湿毒，如小伸筋草、薏苡仁。

囊肿

还有浑身长多发性囊肿的病人，是体内有毒浊，一味小伸筋草捣烂塞进鸡的肚子里煲汤吃，体内的毒浊就会从大便里排出来。这是刘老师"凤阳草医"传承的绝活。

遇上跌打损伤，可以用的药太多了。伤到肉，有瘀青，我们用丹参、三七。如果伤到骨，就用小伸筋草泡酒喝，或者把新鲜的小伸筋草捣烂加酒炖后服。这是借酒行气，借小伸筋草放松筋骨。

肝炎

还有肝炎，治疗肝炎，消炎是治标，调肝才是治本，恢复肝的调达功能。小伸筋草入的是肝胆经，对于胆囊炎、肝炎、肝的囊肿、结石，都有效果。所以我用小伸筋草配上穿破石专攻肝胆的囊肿、结石。

胆结石

在珍仔围村义诊的时候，有一个胆囊小结石的病人。

我说，给你一个小招法，用金钱草、威灵仙、小伸筋草，各30～50克可以打结石。

我听草医说，威灵仙不但可以化鱼骨，还能化结石，以及跟骨骨刺。重用威灵仙，以醋煎汤泡脚，跟骨周围的骨刺就会慢慢软化。

吃完第一剂，他就觉得原先胁肋胀满的感觉没有了。

上肢痉挛

我们在义诊的时候还碰到一位手部抽筋的病人，病了三年，各种方法都试过，不管用。

我们给他用什么？

四逆散合桂枝汤，再加淫羊藿、小伸筋草两味药，淫羊藿用50克，小伸筋草用30克。

他病久，重剂起沉疴，大剂量用药。所以古人讲，欲起千斤之石，必用千斤之力。他只吃了三剂药，病就没有再发过。

四逆散能入肝胆，肝主筋，抽筋要治肝。只要解郁，抽筋现象就缓解了。桂枝汤里，生姜、大枣补能量，能量充足后，就不容易抽筋。芍药、甘草则是缓急的，抽筋是一种风相——着急之相。

把抽筋这个病象，像做数学题一样解开来后，用药就能对上号了。

好！我们今天要讲的这味药不得了，因为它是中药界里头最厉害的消炎药之一，名字叫消山虎，它消炎的作用就像山里的猛虎那么猛。

潮州人很喜欢用白花蛇舌草、消山虎煮水来喝，用来清热降火。但是仅仅用它来治上火，就有点大材小用。

脚崴伤

很多人不知道它是治疗筋骨的良药。我最早结缘消山虎，还是我初中的时候，当时打篮球崴着脚，肿得像萝卜一样。结果当地一个会武术的拳师，他常帮别人治疗跌打伤。

他告诉我去采消山虎捣烂了，放在锅里跟酒一起炒热，外敷。结果，第二天肿消掉一半，然后再敷，第三天全好了。消山虎治疗脚崴伤是特效。

我因此买了几本潮汕的草药书，就是潘鸿江老师著的《潮汕百草良方》，天天看。然后又去拜访这位拳师，他说古代的武术

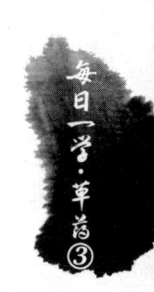

家一般都通跌打，也会按摩。

有人问跌打伤科从哪本书学习？

我告诉大家，王清任的《医林改错》把从头到脚的跌打损伤讲得很清楚。

然后我去的时候，刚好来了一个开摩托车摔伤的病人，嘴唇乌黑，胸肋很痛。

正好他家门口就有消山虎，拔来锤烂后跟酒炒热，挤出一大杯汁水，叫他喝下去。他一喝下去，胸闷的感觉就消失了，然后再用剩下的药渣敷在胸肋部。第二天就完全好了。

所以一味消山虎就是跌打损伤药。在我们民间行医，必须要学会治疗跌打损伤，因为遇见这些外伤都在所难免。

痈肿疮

在庵背村有一个外科医生，他的绝活就像程咬金的三板斧——"小消炎、中消炎、大消炎"。

"小消炎"常用红背、白花蛇舌草。

"中消炎"常用消山虎。他曾碰到一个高血糖的病人腿上长了个脓疮。他的药基本上是外敷用，外治法。就采来消山虎捣烂，加红糖，也可以加点酒，敷在疮口上。酒能活血，消山虎又能消炎，所以敷上去，就是消肿活血药。

这个病人用了三天后就好了。民间医生有一两样绝活，就能成为这方面的专科医生。

还有金昌叔告诉我一个经验，妇人喂奶期间乳房红肿不出奶，我们当地叫"塞乳囟"。一味消山虎500～1000克锤烂以后，用酒炖热，外敷，痈肿就会消掉。消山虎乳房痈肿痛是奇效。

感冒咽痛

经常有外面的朋友跑去当地的草药摊，打电话来问我，感冒咽喉痛该抓什么药？

简单，草药摊有很多金银花、消山虎、菊花……就拿金银花

和消山虎两味药，专治风热感冒咽喉痛。

上次高村有一个咽喉痛的病人，在医院治了三天不见好转。

告诉他去田地里采消山虎，再去药店买两三块钱的金银花水煎服，重剂一次就好。

他很高兴，又说，在医院花了两三百块钱都白治了。

我说，不，那两三百块钱就像吃包子，你前面吃了五个没吃饱，第六个吃饱了，并不是第六个的功劳，前面五个也有功劳。学医很关乎做人，你不要把话说得太满。

所以古代有两个人物最受欢迎，一个叫瘦羊博士，一个叫大树将军。

什么叫瘦羊博士？皇帝让人挑战利品说，谁的功德最大，谁就把大肥羊牵走。

大家都争着去抢，可是有一个人找到最小的一只瘦羊，把它牵走。皇帝一看，这才是最有德行的人，封他为"瘦羊博士"。

还有一个跟汉朝的皇帝打天下的大树将军。

每次打完仗，大家在那里抢功劳，只有他躲在树底下乘凉，大家看他不争功，也不再争执，所以皇帝就封他为"大树将军"。

所以有的时候，争你未必争得到，但是你让的时候反而得到，这叫争一争行不通，让一让就包天下。

总而言之消山虎外用能拔毒、退肿、消炎止痛。内服能够疏散风热、凉血活血、解毒。

好！我们消山虎就讲到这里。

所以，我告诉大家，不管是局部的疮肿，还是被拳打脚踢、车祸外伤，你实在没办法了，就用消山虎一味药捣烂了加酒，水煎服。它消炎的作用实在是太霸道了，加酒又活血，基本上局部的痛就解除了。

这是草医的绝活，你们记好这一招，今天就算满载而归了。

好！今天就分享到这里。

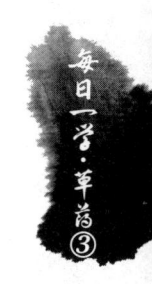

草药小贴士

消山虎，学名刺苞斑鸠菊。别名为紫花地丁、搜山虎（潮州）、土地丁（普宁）、一枝香（潮安、潮州、澄海）、枝香草（潮安、潮州、南澳）、伤寒草。为菊科斑鸠菊属植物。生于山野埔园山庄路旁旷地。味微苦辛，性微寒，无毒。内服疏风散热，凉血解毒，去积散结，安神；外用拔毒退肿。感冒发热，咳嗽，跌打损伤胸痛，误吞飞丝胸痛，痢疾，黄疸型肝炎，神经衰弱，疮疖肿毒，痈肿，蛇咬伤，蛇头疔；外治皮肤疮疖肿痛、痈痛，指头蛇疮，妇人乳痛。

(1) 治神经衰弱：一用消山虎、豨莶草各15克，四叶萍、酢浆草各12克，益智仁6克，水煎服。二用消山虎、砟浆草、松叶各10～30克，水煎服。

(2) 治跌打损伤、胸部积痛：消山虎30克，捣烂炖酒服。

(3) 治误吞飞丝胸痛：消山虎30克，水煎服，并加饮童便，连服三、四天。

(4) 治皮肤疮疖肿毒：消山虎、金银花、蒲公英各15克，涂藤头30克，水煎服；或消山虎捣红糖贴之。

(5) 治痈肿：消山虎捣烂贴患处；或消山虎、叶下红、六角英、蛇舌草、半畔莲，共捣烂贴患处。

(6) 治手足指头蛇头疔：消山虎捣酒贴患处。

(7) 治妇人乳痛：消山虎30克，水煎服；或捣酒取汁服，渣贴。

第52日
龙葵

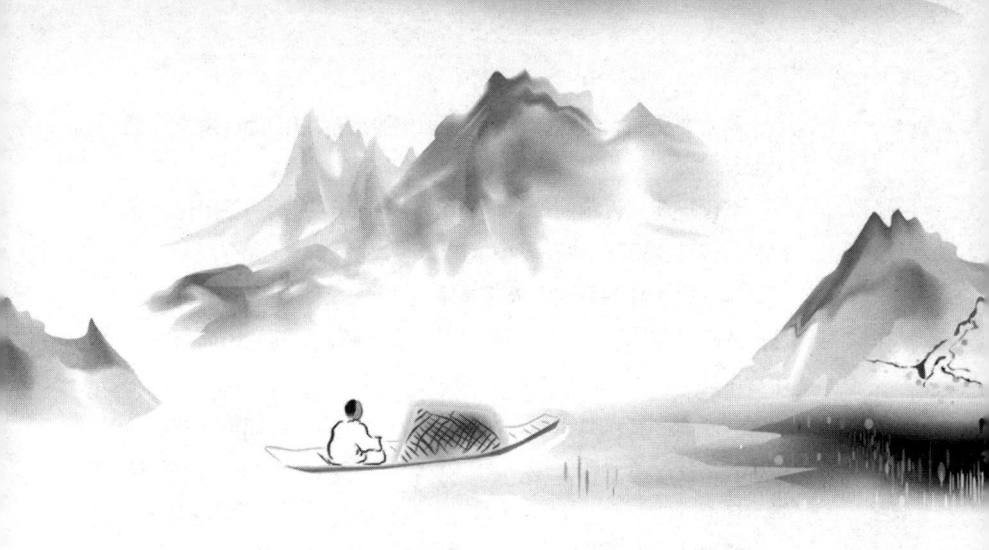

9月17日 晴 湖心亭公园

　　我们开始今天的"每日一学·草药",昨天我们讲到消山虎这味药,它消炎退热的作用是从里到外的,就像老虎行于森林,无处不达,无处不到。中药里,名字带有龙、虎、仙,这样的药魄力比较大。

🍃 疔疮

　　庵背村的小孩子手指要是长了疔疮,都会去找他们村的"消肿医生"。他家院子周围长满了青草药,直接采来消山虎,用石臼捣烂,外敷在手指上。基本上,敷两次就好了。

🍃 高血压

　　消山虎对于血压高也有治疗效果。

病人血压高，尿黄赤，可用消山虎加车前草治疗，效果立竿见影。

消山虎泄压，车前草从下而缓压。我们平时治病，用药虽然很多，但其实思路清晰，理法简单。

病人血压高的原因不外乎是常见的经脉堵塞，火气上炎。治疗时先疏通经脉，若病人还有口苦咽干之感，可将消山虎与龙胆草合用。

一个深圳病人血压高，自觉得口苦咽干。我让他将红背、消山虎、珍珠菜各一把吃完，高压就从160毫米汞柱降到了140毫米汞柱。

青草药降血压的效果很强，因为苦寒清火消炎热。

肿痛

消山虎消炎效果好，对于局部疼痛，有瘀血者，需配以辛香的药，辛香能定痛祛寒湿。

可配用金不换的根、辛香走窜的山苍树根，或是将鹅不食草与消山虎一起捣烂外敷，这两味药可合称为"痛肿消"。

消山虎消肿，鹅不食草止痛。

日常家中也有辛香之品，比如姜，生姜捣烂或直接与消山虎一起炒热外敷，即可治疗跌打肿痛。

酒也是辛香药，所谓张旭喝三杯，挥毫落笔龙蛇舞。李白喝三斗，天子呼来不上船，自称臣是酒中仙。酒能疏通经脉，也可兑酒再捣消山虎。

野外随意拔一两味苦味的青草，与酒相兑，炒热敷在疮口、瘀伤处，可消肿痛。这其中有两个治法：苦寒清火消炎热，辛香定痛祛寒湿，一个活血通脉，一个降火解毒。酒加青草的功效等同丹栀逍遥散，既降火又行气活血。

没有消山虎时，可用穿心莲代替。

不论任何疮痛肿毒、瘙痒、跌打伤，都可将晒干的穿心莲泡酒来涂抹患处，按揉到局部发热，症状会日渐减轻。

很多人都不敢想象这些治疗思路，但是我们学草药就是要学会灵活使用它们。

🌿 烦躁

考试前期，有些人会自觉记忆力减退，睡不着觉，没精神，而且容易烦躁。这是因为有虚火，只要是火都需要用凉降药。

实火用大凉降，虚火用小凉降。

有些病人脉跳动得很快，人很不安。不安是阳躁之相，必须要用一些酸咸的静药。而孩子多动，也要喂他一点酸、一点咸，帮助他平静下来。

因此仅用消山虎效果不理想时，可以配合酸味的食物，像菠萝、山楂或者酸梅共同食用，患者吃完它们，通常午觉能睡得安稳。有些人吃完用醋拌的菜食，睡眠都能变好。

治疗虚火，可用咸酸草配以消山虎，消山虎需用少一点。

这个治疗方法是一个四川的草医郎中说予我的。

他曾治疗过一例病人，晚上狂躁到甚至会捶门。狂躁是火热的象征，他找来消火功效强的消山虎，将消山虎与咸酸草捣烂煮水，加蜂蜜，病人喝下后，当晚就不再捶门了。

所以天时反常人烦躁，消山虎咸酸草捣。

🌿 风热感冒初起

内有食积，外感风热，我们治用黄荆子。如果病人咽喉也痛，除黄荆子，需再加一味青草药，消山虎或红背都可以。

🌿 咽喉痛

上次和大家讲过，山里一位阿姨咽喉肿痛，咽水困难，用消炎药也没有效果。我将消山虎、红背、白花蛇舌草捣烂榨成汁兑蜂蜜让她服下，她的肿痛就消了。

对于严重的热毒症，青草药生用效果最好，煮用时药力反而会减弱。但如果病人本身有胃寒，而热毒又不重，不需要太凉的

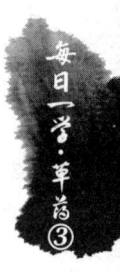

药性，就应煮过再用。

乳痈、产后缺乳

我们再接着看妇人哺乳期乳痈，奶水不够，我们当地说是乳房的窗口塞住了。

治疗这个病，金昌叔最有办法，他这招是民间的土办法。把杀猪或是卖猪肉地方擦猪肉板的脏臭抹布拿回来，煮热了，敷在乳房上，奶水就出来了。

抹布可以治病，你没亲眼见过，肯定不相信，说这是天方夜谭。

抹布有臭浊味，臭浊能降浊，就像是我们肚子里有积食，就要用鸡屎味的鸡屎藤治疗。

那我们知道消山虎的功效，它能疏散风热，治疗咽喉肿痛、风热感冒；它能凉血解毒消肿，专门救火，治疗皮肉里的疮痈肿毒；它能消积散结，治疗高血压、热燥和腹中肿结；它还有轻微的安神效果，所以神经衰弱、狂躁的人也可以用它。

我们再看今天要讲的这味药，我们当地叫它"鸡啄草"，它的学名叫龙葵。这味药普普通通，我在小学就接触了这味药，因为我们当地老一辈的人基本都知道这个"孩子的救命稻草"。

发热（伤湿感冒）

我们村里曾有个孩子因为感冒发热，四五天无法下床，小孩水都无法吞咽。按我们当地说法，这是伤到水了，是受了湿邪，如果毛孔闭塞不开，很可能死路一条。

一个草医郎中让家人即刻拔鸡啄草煮水来熏蒸头部。孩子蒸出汗，就精神了。

药物熏蒸疗法里，龙葵的效果不同凡响。

高血压

后来，我再遇见龙葵，是看见一个从香港回来的人在摘龙葵的叶子。

他告诉我,香港和一些城市专门有龙葵叶子这道菜,一盘菜就几十块,味道很好,还能降血压。

有一个小偏方古籍上记录,治疗身体压力大,即烦躁、高血压,用龙葵30～50克,水煎服,可降下压力。

昨天开车的坤哥说自己最近脾气莫名其妙的,无名火很多,很想骂人打人。

我说这是因为压力大,我让坤哥找点龙葵,把它的叶子掰下来炒,或者直接水煎服。坤哥喝完,哇!好像突然嚼了一片绿箭口香糖,过喉身清凉。

我的这个口语要是让口香糖商人听到,他们就要爆卖了。

有时候,书读得好,就能应"读书须用意,一字值千金"这句话。据说香港四大才子之一的黄霑,他给人头马,写了十个字广告语"人头马一开,好事自然来"就值了十千金。

我们要记住这个,龙葵草一开,血压就降下来。

这就是非常不错的句子,我一直强调大家回去一定要写日记,最近几天我发现金宝偶尔发的几篇,以及网上的感想都写得不错。我们要的不只是偶尔不错,是要天天都不错,每天都有一两个小感动或者一两处小感悟,这些写多了,才情就会积累。

像刚才天气转凉了,星岳说没感觉到,因为他皮比较厚。

皮厚无所谓,但不要肚子薄,肚子里要有墨,不能腹中空,皮厚腹中空那是山间的竹笋,头重脚轻根底浅是墙上的芦苇。

我们不做墙上头重脚轻根底浅的芦苇。不做山间嘴尖皮厚腹中空的竹笋。

如果以后有谁多话,嘴尖,学问又不高,我们就说他是山间竹笋,这样来帮他提起警戒。

有时候不怕神一样的对手,最怕鸡一样的朋友。

小儿暑热

我们再来了解一下暑热。春夏季节龙葵草正值生长旺季,小

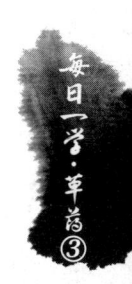

孩子也容易发热，即小儿夏季热。夏季来到，小孩子感觉烦热，翻来覆去睡不着觉，而且容易发低热，这种低热，不能用消山虎这类猛药，需用药性平和一些的草药治疗，比如说龙葵，它可以炒着当菜吃，放点玉米须和龙葵一起吃下，暑热就能退得干干净净。

玉米须与龙葵、绿豆，放在一起熬成一锅汤，喝完后，小孩子睡眠质量就能有保障，晚上就不会难眠低热了。

肺癌

看着普通的龙葵其实是治疗肺癌的专药，它可以与肺癌较量、较劲，甚至将其粉碎。

我在肿瘤科实习时发现肿瘤专家们就是用蚤休配龙葵来治疗肺中的癌热脓肿。

现代研究发现，龙葵对于乳腺癌、宫颈癌、食管癌、胃癌、肠癌、膀胱癌都有较好的抗癌效果。

炒龙葵叶这道菜在香港受欢迎，这与大城市癌症多发有一定的原因。

我们昨天去授课，他们首先问的就是怎么治疗癌症，癌症是不是必死之症？是不是相当于判了死刑？

即使癌症是死刑也有死缓的机会。它们有时可以缓十年，缓二十年，甚至一些人因为表现良好，洗心革面，忏悔改过，就可以重新出狱，获得新的人生。

咽喉痛

龙葵是治疗喉科疾病的强效药。对于扁桃体发炎引起的咽喉痛，就可将龙葵、威灵仙与乌梅（酸梅）合用。

即使扁桃体发炎严重到水、饭无法吞咽，这三味药各20～30克，过喉时它们就能打开喉咙。

药书上说，咽喉炎严重痛，龙葵30克水煎服。对于普通的咽喉痛，只需使用一味龙葵煮水。

咽喉剧痛水谷难下，龙葵 30 克，灯笼草 30 克，捣汁加红糖饮用。

严重咽喉痛者，将龙葵与灯笼草榨出青草汁喝下，喉咙痛就缓解了。

🍁 牙龈出血

牙龈出血，心烦气躁，可将龙葵捣烂与水煎服，以止出血。

🍁 疮痈肿毒

龙葵在治疗皮肤的疮痈肿毒上也是能手，龙葵捣烂敷至患处，肿毒即消。

🍁 老鼠咬伤

对于老鼠咬伤的治疗可只用龙葵一药治疗，龙葵捣烂敷至患处，如果配消山虎同用，基本敷上就看不到局部发炎红肿了，第二天取下，只余一点点小痕，像不小心抓到的痕迹一样，治疗蚊子叮咬也是同样。

🍁 祛痰

中老年人慢性支气管炎、咳嗽、痰多，可将龙葵配合桔梗，甘草使用。桔梗和甘草是治疗咽喉疼痛的特效药组。

龙葵有去痰结的作用，能去除胸肋部的痰结。

🍁 急性乳腺炎

乳腺发炎，有急性热痛。

新鲜龙葵半斤，水煎，一半服用，一半捣成渣加酒敷在乳房痛处，敷后肿痛即消。1～3 天即可治愈。

治乳腺炎的方法很多，要灵活选用，哪个最方便就用哪个。

不能学故事中的干渴愚人，沙漠中见一片绿洲，他却惆怅水太多喝不完，最终干渴而死。

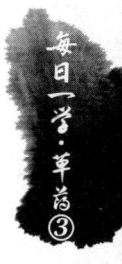

有句话叫"弱水三千，只取一瓢饮"，现在变成股市的良言。

股民用来说炒股，有的人想要赢很多钱但其实可能是越等亏得越多，只取一瓢饮，就是说赢到一点点就立刻收手。

（癌症）胸腹水

一些癌症的晚期，会产生胸水和腹水，可用龙葵1~2斤，煎水内服，药渣加酒，敷在肚子周围。龙葵有利水消肿的作用，它能增强排水功能。

病人畏冷，可加一些姜汁，龙葵能解压，对于癌症后期，它通过利胸水腹水以减轻胸部腹部的压力。

龙葵今天就分享到这里，天天都更精彩！

草药小贴士

龙葵，味苦，性寒，有小毒。清热解毒，利水消肿。用于感冒发烧，牙痛，慢性支气管炎，急性肾炎，痢疾，泌尿系感染，乳腺炎，白带，癌症；外用治痈疖疔疮，天疱疮，跌仆损伤，蛇咬伤。

(1) 治急性肾炎、浮肿、小便少：鲜龙葵、鲜芫花各5钱，木通2钱。水煎服。

(2) 治疗咽喉肿痛，可配合土牛膝、筋骨草、大青叶等药同用。

(3) 治疗水肿、小便不利等症，可配合泽泻、木通等药同用。

(4) 用本品配合蛇莓、白花蛇舌草、白英等药同用可治疗癌肿。

(5) 据古代文献记载，服食本品可解劳少睡。现临床上试用本品作为避倦防睡药，在实践中用本品治昏昏欲睡。

(6) 治疗外科痈肿疔毒，可用鲜草洗净，捣烂外敷；内服可配合地丁草、野菊花、蒲公英等药同用。

(7) 治痈无头：捣龙葵敷之。

(8) 治一切发背痈疽恶疮：虾蟆全个，同老鸦眼睛藤叶捣敷。

(9) 治瘰疬：山海椒、桃树皮各等份研末调麻油敷患处。

(10) 治天疱湿疮：龙葵苗叶捣敷之。

(11) 治跌打扭筋肿痛：鲜龙葵叶1握，连须葱白7个。切碎，加酒酿糟适量，同捣烂敷患处，一日换1～2次。

(12) 治吐血不止：人参1分，天茄子苗半两。上二味，捣罗为散。每服2钱匕，新水调下，不拘时。

(13) 治血崩不止：山海椒一两，佛指甲5钱。煎水服。

(14) 治痢疾：龙葵叶8钱～1两（鲜者用加倍量），白糖8钱。水煎服。

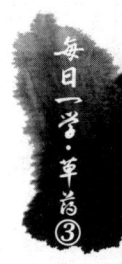

第53日
六角英

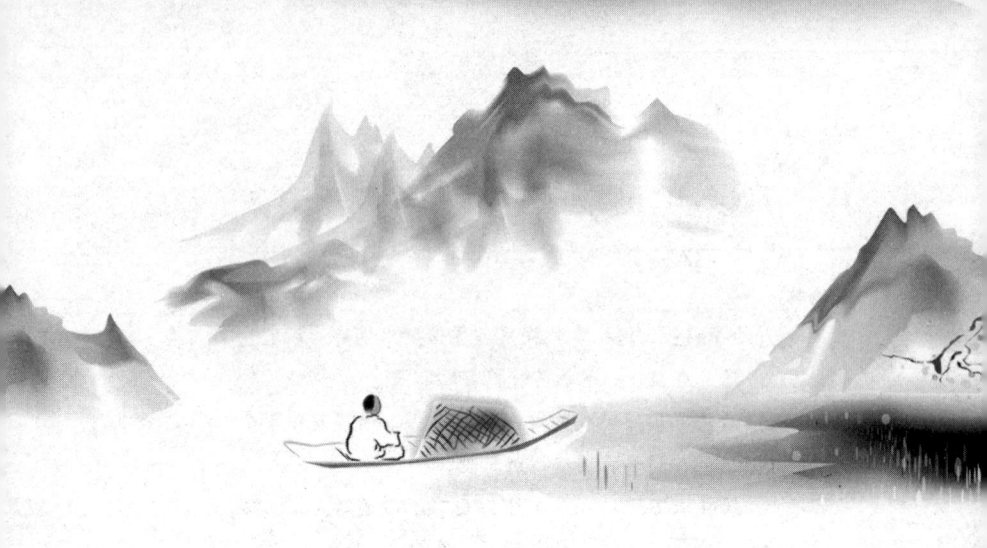

9月18日 晴 湖心亭公园

我们今天的"每日一学·草药"开始了!

昨天我们讲了龙葵,它因为具有降肺热的功效,所以被用于肺癌、咽炎、胆囊炎、乳腺炎、膀胱癌等很多病症的治疗。肺热降则五脏六腑的邪火能熄灭。俗话说,一阵秋雨一阵凉。龙葵就像一场秋雨,能让患者身体变得清爽。

肺热

余老师曾有一个咽喉肿痛、尿黄赤的病人。

我认为应该以利尿的方法治疗,而余老师治疗方法却是用枇杷叶等降肺的药,并没有刻意利尿。

但病人服用两三剂后,咽喉痛和尿黄赤的症状就同时被治愈了。

余老师说，大暑是一年中最热的节气，此时容易发生中暑。但入秋后，即使是极热的暑气，也会变得清凉。

在治疗时，需要顺其性。春天受凉而感的疾病，要用夏天温热的方法来治疗，夏天发热所致的疾病，要用秋天清凉的办法来治疗。

他说这就像森林遭遇大火，下一场大雨就能全灭，而秋风一来叶子就纷纷落了。

如果我们感觉身上起火，被燥所扰，就可以选用枇杷叶来治疗。枇杷叶的功效不是只有止咳这么简单，此时重用它则能降全身的火。

肺乃水之源头，肺火一降，百脉之火莫不随之而降。这也是治病的一条思路。

古籍上记载，治暑热，龙葵30克，水煎服，可兑少许红糖以调味。

这就是龙葵入肺经降肺热，心为肺所包，肺热降则心不烦。

🍁 高血压

高血压患者压力大，身体差，龙葵30克就可起到降压作用。

高血压有三个原因：第一，火热；第二，血管内有痰浊、瘀血堵塞；第三，尿道不畅。

这个治疗方法同时体现了龙葵的三种功效，上能降火，中可除痰湿，下可利水消肿。

因此它治疗高血压的效果显著。

🍁 化痰

昨天，有位药商拿着化州橘红做成的泡茶饮找到我们试用。

这个代茶饮化痰效果确实很好。我认为只能化痰则功效不太完美，就建议他，可以将化痰功用与益气、活血、清热分别结合。

龙葵和陈皮配在一起，对于支气管炎的黄痰效果很好。

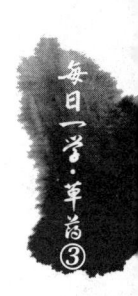

而比较清稀的白痰就不用清热药。

但是如果是很浓稠、很难咳出来的白痰，则需加上适量清热药。这种白痰就像熬粥一样，它已经很热了，如果在没有水的情况下继续熬，它的颜色就会转为焦黄。

这种可以变黄的浓稠白痰本质依然是热，但是清稀的白痰就绝对是寒了。

两个孩子流鼻涕，一个人是很清稀的白涕。

我让他服用黄芪口服液，一盒没吃完就痊愈了。

另一个孩子流的是黏黏的白鼻涕，还有口臭。

这就是因为热，我们需要降他的肺气，我将枇杷叶煮成浓汁，稍兑蜂蜜，让他服用。枇杷蜜饮能稀释黏痰，孩子服用后也痊愈了。

所以即使患者同样有白色鼻涕，我们也必须分清稀稠再选择治疗方法。

咽喉痛

用龙葵配灯笼草来治疗急性咽喉痛百发百效。

我们以后可以出一本叫《百发百中》的书，它与《见招拆招》是两种治法。《见招拆招》是因症状论治，而《百发百中》是固定的药方专治固定疾病，这种方就叫斧头方。

比如淫羊藿小伸筋草，治抽筋效果特别好。

而像急性咽喉痛，龙葵、灯笼草两味药就能药到病除。

疮痈

皮肤有疮痈肿毒、火疮，我们知道诸痛痒疮皆属于心，这时就可以将龙葵捣烂贴在患处，用来清心肺之火，利尿消肿。因爆火而起的肿痛疮疤就都能消退。

老鼠咬伤可以用龙葵捣红糖治疗。

猫狗咬伤则用紫背天葵捣烂敷在患处。

蛇咬伤用豹皮樟。

蜈蚣咬伤就用两面针。

对于虫蛇咬伤的局部疮痛，我们可将含有薄荷牙膏的牙膏在伤口上反复擦涂也能够有效果。因为薄荷叶有清疮的作用，所以很多烧伤膏、痛痒膏里都有薄荷。

急性乳腺炎

局部包块其实就是肝郁气结的产物，发炎是因为热结。

因此须用两味药，一味药行气解郁结，一味药降火，两者合用就可治疗局部的包块发炎。

新鲜龙葵100克左右，煎水，加少许橘子叶可治疗急性乳腺炎。一般用陈皮即可疏肝解郁，严重时用橘子叶效果更好，可视情况加大或减小剂量。

若无龙葵可用橘子叶配蒲公英。

若无橘子叶可用陈皮配蒲公英。

若无蒲公英，则可用陈皮配丝瓜络或是蚤休（七叶一枝花）来消痈毒。

会用草药的人，即使缺少某味药也依然能治病，我们要学会灵活运用知识。

昨天黄姐又问我，曾老师，我们给你备一批课桌放这里怎么样？

之前从深圳来了一群很富有的人，他们问我，老师下雨天你怎么办？

我说下雨在桥脚下上课。

他们一听就摇头，说这么贫穷，太简陋，表情像是大失所望一样。

我说我们外在穷，但是内在很富有。

他们说这连片瓦都没有。

我说，我们是穷得连一片瓦都没有，但我们富也坐拥天下。

回忆一下"每日一学·草药"这个节目，真的是史上最简陋的讲堂，上无片瓦下无桌椅，我们也在桥洞讲过课。

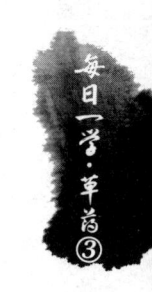

朱元璋他在没有名气的落难时候也是睡在野外，他很大气地说我以地为床，以天为被。

做人就要豪放、乐观才能解决这些抑郁的疾病。

曾有人问我们邓爷爷是怎样挺过三起三落。

邓爷爷说，我有乐观主义精神，而且我每天都会坚持在院子里走路。

心要乐观，腿要灵活，会这两招，身体就没问题。

邓爷爷在三起三落时，将庭院的水泥地板都走出了陷下的痕迹，这就像马克思在图书馆的固定位置读书，每次读完都跺跺脚，后来他读书的位置就有了两个坑。

跺脚、跺脚是为了让大脑得到放松。

孩子一两岁时会拼命踢腿蹬被子。有些父母看了很生气，认为这是孩子不听话，其实这是个好现象，孩子踢腿拉伸，就像是在练习躺着版本的金刚腿，他的筋骨就能更有力。

孩子脚和身体就像是树叶和树根一样，根系会向深土努力生长以吸取营养、水分，而叶要向天空伸长才能更好地进行光合作用。

我们可以推出种仿造树木的健体功法——"树功"。用它能将全身经络从头到脚一次性拉开。

我们继续复习龙葵这味药。

止血

如果有人咳血、吐血、肺部吐血，就可以用人参加龙葵来治疗。因为这里的出血原因是气不摄血，而且血热会妄行。

人体出血最常见的两种原因，一是过热，毛细血管中的血液被迫妄行；二是气极虚，无法固血，人参配龙葵实则就是补气凉血法。

咽喉痛

前面说用龙葵配灯笼草可治疗咽喉痛，如果想解决喉梗阻感的问题，让药方更完美，就加入威灵仙一同治疗。

如果患者咽喉痛是常发脾气所致，则必须加青皮，因为青皮能破气。假如我们选用不能破气只能行气的陈皮，此时就不能达到理想的治疗效果。所以今后患者微微生气，治疗时可选用陈皮，而治疗怒火盛的患者就必须用青皮。

乳腺结节

曾经有一个妇女乳腺结节，服用橘子叶泡茶治疗，结节散去，但新出现身上无力的问题。

这是行气药使用过度的原因，我告诉她可以含几片参片，或者吃两天生脉饮，她服用后果然恢复了力气。

行气药的不足之处，需要用补气药辅助治疗。这像是将军在前方策马征战，后方需要有运粮官打好基础。对于吃行气药容易累、自觉无力的患者，治疗时可加党参、黄芪配合。

癌症

我们之后会与大家分享学习《癌症防治指导手册》这部书，它讲述了全身各处的癌症的相关方药。

肺癌——穿破石、龙葵。

肝癌——穿破石、七叶一枝花。

胃癌——穿破石、龙葵、蒲公英。

肠癌——败酱草、穿破石、龙葵。

膀胱癌——龙葵、穿破石、蛇莓。

周身上下一些易扩散的癌——白花蛇舌草、半枝莲、半边莲、蚤休、穿破石。

跌打扭伤

活动时扭伤脚，可直接将龙葵叶加 7～11 个葱头捣烂加酒，炒热敷至患处。

治疗这种跌打扭伤，一般一到两次，局部肿痛就消失了。

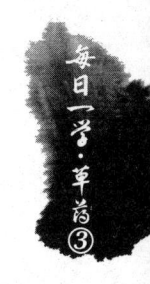

🍁 利尿消炎

龙葵能利尿消炎。小便不畅、膀胱炎、尿道炎，甚至膀胱癌的治疗中都会用到龙葵。

曾经义诊有患者说自己长期尿黄，我就让他用龙葵这一味药来煮水，目的就是降肺、利膀胱。

接下来我们要学习的这味草药叫六角英。它与夏枯草长得像，药效与夏枯草也多有相通，故别名是"假夏枯草"。

🍁 结节

我在龙山时偶然看见一位阿姨拔草药时对这味草药很珍视，就猜它可能不简单，于是问阿姨这是什么草？

阿姨问我，你是医生能不知道？

我当时确实不认识六角英，说你给我讲讲吧。

阿姨说乳房部的结节和咽喉部的结节都可用六角英治愈。

她的亲戚曾经胸部长了一个结块，不知是良性的还是恶性的，医生让她开刀治疗，亲戚很害怕，后来不知听哪个医生说可以用六角英治疗，亲戚吃了半个月的六角英，结块就消失了，想来应该是良性的。

阿姨的丈夫比较瘦，淋巴结凸显，咽喉吞咽很困难，喝酒或是熬夜后上火，结节就会变大。她丈夫服用六角英半个月左右，结节就消退了。

🍁 跌打损伤

阿姨的孩子被狗咬伤了，局部肿痛。家里人把六角英捣烂，加了点山里的消山虎，敷在患处，肿处退下连瘢痕都没有留。

六角英散结，消山虎消炎，两药合用对猫狗咬伤有奇效。

小孩子摔伤后感觉到气闷，常哭，用六角英捣烂调酒服下，就能伤愈筋通。因为六角英能清热解毒，利湿消肿。

尿道炎

阿姨说山里的人夏天还把车前草和六角英合用来治疗尿道炎。

夏天尿黄赤、短赤，排尿很痛的患者，用六角英配合车前草治疗，有时甚至结石都能被清下。

清火明目

六角英别称假夏枯草，它在肝的相关疾病治疗中也很有效。肝部胀痛难忍，可用六角英加桑叶煮浓汁服用。这里浓汁的药效远大于稀汁。服用1碗，眼睛就不再涩干发胀。

有话说，中医的生命力在民间，正是如此了。

我们今后也需要保持"以能问于不能，以多问于寡"的求知精神。

曾子曰："以能问于不能，以多问于寡；有若无，实若虚；犯而不校。昔者吾友（颜回）尝从事于斯矣。"

有才能的颜回依然会谦虚地请教于知识浅薄的人，并从中得到启发；他对知识的渴求从不曾因自身学识的增长而减缓；他即使被冒犯，也不会和对方计较。颜回就是这样做的。

我们今日起也要将每日当做从零开始，以此来鞭策自己奋进。

大多数人一辈子就被两句话概括了。

一是没有成就时，要么因懒而败，要么因勤而起家。

二是有成就时，要么保持谦虚，日就月将，渐益堆积，要么妄自尊大致大厦将倾。

有成就时要戒傲——听不进别人的话，没成就时要戒懒——干活没动力。

上车村的阿叔很佩服我能接诊治疗这么多病人，他每天起床时间不到六点，但屋外已经有我的声音。

今年至今为止，我记忆中没有一次超过六点起床，没有停过

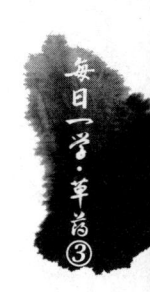

一天诊，台风天也不例外，称得上是风雨无阻。

修学就需有撑上水船，赴军中约的精神。

学习正如撑上水船，一篙不可放缓；学习须立志，言出必践，如赴军中约。

对于学习我们要有敢于拼搏、无畏逆境的坚守，这就是有若无。

饱满的稻穗会谦逊的低头，这就是实若虚。

病毒性肝炎

书里记载六角英治病毒性肝炎效果很显著，降转氨酶见效非常快。

桥头的一个肝炎患者，脸发黄，这是热毒炽盛所致，治疗时不用担心水过多。当时我对六角英还不熟悉，就让他用夏枯草、崩大碗、白花蛇舌草煮浓水，一天服一壶。半个月左右，他的转氨酶值从五六百降到一百以内。

如果是将六角英、车前草根、崩大碗这三味药榨汁服用，药性更是峻猛，转氨酶值前三次会下降最快，一下就能下降一两百。

食欲不振

六角英有散结之功，可以起到通肠道积滞的效果，小孩子不爱吃饭，可以将六角英晒干，捣成粉，加少许糖，喝下胃口即开。

不爱吃饭且口臭的患者，用山楂、麦芽、神曲时，必须加连翘、六角英合治。

古人造方非常厉害，像保和丸，消食的、清热的、解表的功效应有尽有，它能治孩子的28种疾病。

上火有连翘；食积有麦芽神曲；感冒时神曲还能解表。

这就是名方，同时能兼顾到多种疾病。

痢疾

腹泻可以用六角英配凤尾草治疗。六角英与凤尾草利湿相结合,就可以治疗热毒性痢疾。

六角英因为它能治疗眼睛红赤,别称赤眼老母草;也因可以治疗小孩积食,被称作孩儿草;除此之外它又能治疗痰核、瘰疬、硬结,故也有假夏枯草的别名。

今天六角英的分享就到这里,我们更多的精彩在下节课。

草药小贴士

六角英在潮汕地区别名称为六角婴、狐狸尾、土夏枯草、假夏枯草、麦穗红。在外地别名称为孩儿草、爵床、小青草。味微苦、辛、淡,性凉,无毒。内服解毒、清热、积散结。外用退肿拔毒。入肝经。民间常用其治疗燥热喉痛、妇女乳痛,胸胁积伤、小儿疳积、肺出血、瘰疬痰结等。

(1) 治感冒发热、咳嗽、喉痛:爵床0.5～1两。水煎服。

(2) 治疟疾:爵床1两。煎汁,于疟疾发作前3～4小时服下。

(3) 治钩端螺旋体病:爵床(鲜)8两。捣烂,敷腓肠肌。

(4) 治酒毒血痢、肠红:小青草、秦艽各3钱,陈皮、甘草各1钱。水煎服。

(5) 治黄疸、劳疟发热、翳障初起:小青草5钱,煮豆腐食。

(6) 治肾盂肾炎:爵床3钱,地苍、凤尾草、海金沙各5钱,艾棉桃(寄生艾叶上的虫蛀球)10个。水煎服,每日一剂。

(7) 治乳糜尿:爵床2～3两,地锦草、龙泉草各2两,

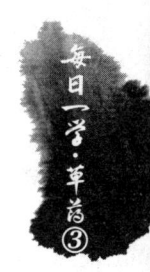

车前草1两半，小号野花生、狗肝菜各1两（后二味可任选一味，如龙泉草缺，狗肝菜必用）。上药加水1500～2000毫升，文火煎成400～600毫升，其渣再加水1000毫升，文火煎取300～400毫升，供患者多次分服，每日一剂，至少以连续三个月为一个疗程，或于尿转正常后改隔日一剂，维持三个月，以巩固疗效。

(8) 治肝硬化腹水：小青草5钱。加猪肝或羊肝同水煎服。

(9) 治筋骨疼痛：爵床1两。水煎服。

(10) 治痞积：小青草煮牛肉、田鸡、鸡肝食之。

(11) 治雀目：鸡肝或羊肝1具（不落水），小青草5钱。安碗内，加酒浆蒸熟，去草吃肝。加明雄黄5分尤妙。

(12) 治口舌生疮：爵床1两，水煎服。

(13) 治痈疽疮疖：小青草捣烂敷。

(14) 治瘰疬：爵床3钱，夏枯草5钱。水煎服，每日一剂。

(15) 治跌打损伤：爵床鲜草适量。洗净，捣敷患处。

第 54 日
毛麝香

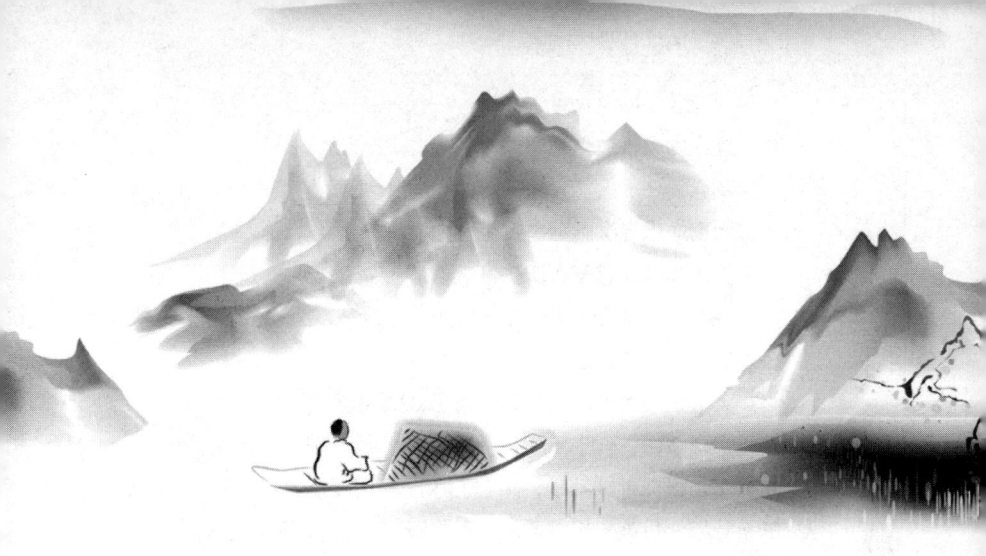

9月19日 晴 湖心亭公园

　　昨天我们在"每日一学·草药"中讲到了六角英。六角英的功效在草药界不亚于夏枯草，别称假夏枯草。

　　它又叫赤眼草，能清肝解毒，除湿消肿。

　　患者眼睛红赤疼痛，可用六角英单味药30克以水煎服。

　　对于司机、电焊工、读书人这类过度用眼的患者，或者因吃酒席、肝炎、肝热所导致火热上炎的患者，六角英一味药水煎服，即可治疗。

　　酒席所致疾病的治疗用药少不了这些草药。

目珠痛

　　上车村有位老爷子眼睛疼痛难忍，我们当地称这为目珠痛。目珠就是形容目中胀痛、难忍、红赤的像珠子一样的眼睛。

红赤为火，白色为寒。

嘴唇红——火气大；嘴唇白——血虚。

大出血患者嘴唇煞白就是因为血虚。

昨天润雅问我怎么切脉？

我说切脉需要先望诊，望、问、闻是收集信息的主要方法，相对它们而言切脉能得到的信息很少。

老人家问大夫自己疼痛几天了，如何能缓解？

金昌叔说，你去田中白花蛇舌草、葫芦茶、六角英、桑叶几味药中，拔一种或几种，将它们水煎服用就能有效。老人家用新鲜桑叶和六角英一起煮了水，上午服下，下午眼睛就不再胀痛。

因宴席食用煎炸烧烤的菜品，或是饮酒所致的眼睛胀痛，治疗时可选用新鲜的六角英、桑叶各1~3两，煮浓汁，上午服用下午症状就可消退。

用新鲜的草药治疗这些急性炎症，效果立竿见影。

咽喉痛

食用煎炸烧烤后，水谷难入，治疗可用六角英一味药30克，水煎服，可配灯笼草同用，或将灯笼草1把，熬浓汁，上午服药下午症状就可缓解。

山里有位老茶农咽喉痛，他的田地周围就有六角英，但当时不知道这个药方，儿子带他去医院诊治，只雇车就花费了50元。

其实这种急性炎症是最容易治疗的，如果是慢性疾病反而难治。

急性炎症的治疗主题曲是"泻火"，选药要用青草药。

尿道炎

凉利之药生湿地。在靠近田埂的潮湿处，六角英茂盛，故它也有利尿利水的功效。

一位严重的急性尿道炎患者，他曾尿黄，现在热迫血行以致尿血、尿中有血丝点。

车前草、六角英两味药熬成浓汁，专治疗急性尿道炎、急性膀胱炎、尿血。

尿涩痛的患者，将新鲜的车前草、六角英各半斤煮水，服一次也可痊愈。

对于草药量的把握，绝大部分新鲜的草药，一大把一般为2～3两，多的约为半斤。

咽喉肿痛

对于急性热毒，重剂效果才能明显。

前段日子讲到，有个患者咽喉肿痛。

我让他将灯笼草、葫芦茶一起水煎服。

他服用后反馈说没有效果。

原因是他在熬药时，两药都只各用了一小把。

仅一勺水当然浇不灭大火。我让他将两药各半斤，煮出浓绿色汁服用。

他服下半碗浓汁，咽喉就感觉通畅了。浓药汁能够速起沉疴，患者就不用多喝药。

跌打损伤

六角英也是"打药"，我们当地说的打药，就是用来治疗跌打损伤所致的局部瘀肿的药物。六角英单用，捣烂加酒炖服，剩渣敷在患处，内外夹击，就可活血化瘀。

有些人将跌打损伤的简单原理看得过于复杂，它其实就是因为局部被打伤，瘀血堵塞而发热。

疏通血脉要用酒，清降热毒，要用凉药、草药。

辛香定痛祛寒湿，苦寒清火消炎热，两句口诀相配合使用，就能治疗跌打损伤。

辛香定痛，可以用酒或者鹅不食草等药性嚣张的草药。

苦寒清火消炎热，我们可选用六角英、穿心莲等苦寒、苦凉降的药消炎除热。两味药可配合使用，也可泡在酒中制成跌

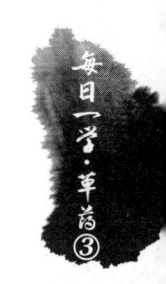

打酒。

我们如果会口诀，天下药物任用；如果不会口诀，只能拟规画圆地用药。

昨天金宝问我，是否要讲一些改变习性、变化本性的知识？

我说天底下，改变个人习性的学问都在"以志为根"四个字。

人之有志，如同树之有根，枝叶虽枯落，根本将自生。这是说任何人只要有顽强的斗志就能在失败中爬起。

因此在学习方面，我不看你们学历、背景、知识储备，只看你们的行为和志向，因为行为就是最好的名片，有志者事竟成。

我们在医学求学中要与远志的人为友。

我的老师多次与我们讲，有志向的人永远不会输，而无志向的人即使赢和领先也只是暂时的，他们会很快被超越。

我们在五经富草医中算是后辈，之所以能后来居上，正是我们有弘扬草医草药的志向，我们站在前辈们的肩膀上，学习他们的一切知识。

没有目标的人仅有一点知识就能感到满足，仅仅多翻两页书、多学三五味药，他们都会感到疲倦，有目标则不同，我曾一年中学习365味药，甚至是阅读一味药古往今来的全部书籍。

乳痈

将六角英与消山虎捣烂，加酒服用，药渣敷在患处，可以通治妇人乳房肿痛、急性乳腺炎等一切乳腺相关的痈肿。

金昌叔讲过，消山虎治疗乳腺炎有奇效，配六角英同用，效果如猛虎添翅。

深圳一个乳痈患者患处局部红肿热痛，准备动手术割除，向金昌叔询求建议。

金昌叔看这个患者的结块可推动，是良性的，这只是热毒特别猛烈而已。

让她一定不要直接割除，将消山虎、六角英捣烂，加酒炖汤汁服用，药渣敷在患处。患者服药后，肿结第一天消退一半，第

二天又退一半，三天乳痈就全消了。

此方子治疗痈疽肿毒，尤其是突然新起的痈疽肿毒非常有效。

我们有一句口诀：凡是暴病多实，久病多虚。

暴病常是有实证堵塞，而病久缠绵不愈则肯定体虚。

疮肿

有个疮肿患者的烂疮已近长至腿骨暴露，大半年也无法消退。叔公与我说，在他们的年代，这位患者的兄弟也曾烂疮见骨，后来喝黄芪水治理，促疮长了出来。

黄芪真是生死人肉白骨的一味药。这味补益药用于久病慢病患者提高抵抗力的效果非常好。

《神农本草经》上记载，黄芪主药效是治疗痈疽败疮，这是指久败疮。疮久溃烂，致肉烂白，连患者嘴唇也发白。

我和患者说，他的兄弟患处曾如碗口大，而他症状轻，患处只是如鸡蛋口大小，这种情况半个月就可以治好。他遵循治疗要求，每日煲黄芪大枣浓水服用。大枣补血、倍力气，黄芪补气。

半个月左右就只余一点点生肌长肉的小瘢痕。

治疗久病多虚的患者时，我们全部选用生肌肉的药，没有用到一味解毒的药，这叫推陈出新。

皮肤无名肿毒

对于像手部生出凸起疮、脚生出烂疮、肩背或腰的皮肤疮毒等所有的皮肤无名肿毒，我们都可让患者将消山虎、六角英捣烂，加酒炖热，服用一点就可行气活血解毒，剩余的药敷在患处即能消肿化瘀。

六角英主要功效是清热解毒，利湿消肿。我们就复习到这里。

今天要讲的这味药在龙山山边、山坡都生长有很多。它有芳香味，芳香药能祛风定痛祛寒湿。

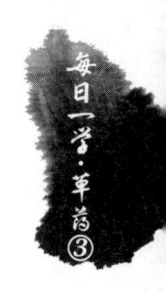

🍁 胃胀风

无论是吃了凉果或是生气所导致的肚子胀满、紧绷不适,治疗都用毛射这味药。

毛射,射箭的射,毛发的毛,它叶子周围的毛有祛风的功效,所以山里人也称它为毛老虎,它像老虎一样能把风气给赶走。我们也称它消风草,治疗客家所谓的"胃胀风"。

取一把毛射捣烂煮水,患者如果能饮酒可兑一点点酒,服用一次,过喉即好。

对于胃痛我们会用延胡索治疗,但若是治疗胃胀时就用毛射。毛射还有一个很漂亮的名字叫麝香草。

所谓"有麝自然香,何必当风立",就是说只要有麝香,香气不需在风口上就可自然弥漫、传播。

人有学问也是一样,不用担心自己居住在简陋房子里,也不用担心自己是隐居在乡下。

诸葛亮曾就是因为有才学所以能自信。

地位低不足以忧,才学不济才需担忧。

🍁 风湿痹痛

麝香草治疗风湿痹痛的效果非常显著,它的毛能祛风湿痹痛的善行之风。

麝香草的功效类似白花臭草,能开窍、祛风、健胃消食,将其捣烂再稍兑以酒,榨汁,服用微量,剩渣煎水敷在患处或者用以洗患处,就可治疗筋骨相关的疼痛。

山里有位渔民,经常晚上出发,晚上露浓重,后期他的手指都无法伸直。

我们两座山里长有非常多毛射和苦刺心,我让渔民现采摘它们捣烂,加酒炖出汁服用,剩渣敷在患处、煮水洗手,连续治疗半个月。

需要半个月是因为洗一天患处能恢复一半,剩下则需不断地洗，手脚才能逐渐灵活，不会再无法伸直、抓不牢固。

有些人用芳香定痛的草药洗手，洗一两次没有效果就放弃，这是不对的，方向认准就需要坚持。

这就像是我要去北京，走一天没有到达，就不再继续一样。

治病、药起效果需要时间，心急也无用。顽疾非一日所得，药也无法一日见效。

局部痈肿

做机床的一个工人，他的工作是上下打模具，有天因疲劳反应动作慢，手被机器夹得如鸡蛋般肿起，疼痛难忍，接连几日中他用了各种药酒都没有效果。

有位草医郎中告诉他可以用苦刺心加毛麝治疗。

工人说自己试过，但是没有效果。

郎中问他是怎样用的？

工人说自己是用药煎水来洗手。

郎中说这是因为用错了方法，煎水洗手只能将表面皮肤经络洗通，而深层次骨髓里的淤毒没有排出。

他应像煮火锅一样治疗，将苦刺心、毛麝加酒煮，用上方腾出的热气来熏蒸局部肿痛。（熏蒸法）

熏蒸后，待药汁凉凉，再用药汁从上向下反复洗手指，一次一小时。用药第一天睡醒后肿处会变软。第二天肿退一半，连续搞十天就可康复。

工人按照这个方法治疗，至今无后遗症表现。

机床压伤之类的局部关节肿痛，治疗就用苦刺心配合毛麝。

其实单用苦刺心一味药就可有效，而加入开窍作用的毛麝效果能更佳。

凡是治疗局部痈肿，就得用白花臭草、毛麝打开痈肿的门，有部分人治疗时也会用一些麝香。

麝香在外用药里用处非常多，特别是治疗局部痈肿疼痛时经常被选用。

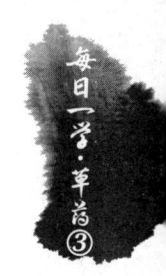

感冒初起

毛麝有祛风解表的作用，治疗感冒初起的病症轻而易举。苏叶、薄荷桑叶中加入毛麝，开窍作用更强，服药后就能出汗。

我们田里种毛麝后更方便用药了，苏叶、毛麝配合使用，平时无法出汗的人，服用后就会出汗。因为毛孔是人体的孔窍，而毛麝有开窍的作用。

湿疹

毛麝有解毒止痒的效果，皮肤瘙痒起湿疹，就可用毛麝一味药治疗。

蜜蜂的叮咬伤，致局部痒肿抓心难耐，可用捣烂的毛麝洗患处，痒痛在洗时就能逐渐缓解。

因此毛麝又有一个很美的名字叫兰花山薄荷。

它如薄荷般有凉透的效果，且开蓝色的花。

腹痛

孩子秋冬踢被子，肚子冷痛，将毛麝捣烂敷至肚脐，腹痛就可消除。

我们今天的毛麝就讲到这里，学草药不在于一天的突击学习，要像马拉松一般，昨天与金宝交流发现已经 50 多天，我们已学习了四五十味草药，这相当于别人在医学院里一个学期的课程了。

学习上我不怕大家学得很慢，怕大家停站着没有进步。只要每天进步一点点，总会积少成多的。

学习还怕乱，大家千万不要沉迷手机电脑，也要克制自己想出去旅游的心。

之前旅游是为了开眼界，现在则是需要我们扎根苦练、练筋骨的时候。

大家必须死磕、猛啃这些药书，欲成活学问，就需下死功夫，不下死功夫就无法与别人比拼，这也算是一种是置之死地而后生。

现在大家的学问不可能达到让世人敬仰的水平，任何学艺过程拼的都是功夫。

说学得不好的人就是没用功，功夫到，滞塞通。

我讲的很多草药，我自己还未用到，但是当我听到它，我会立马问那些草医郎中用这些药有什么效果，我见到了治疗过程、结果，后面遇到类似病人，就可以用到。

后来者能居上是因为他们勇于去学前者的知识。

今天就到这里。

草药小贴士

毛麝香别名为麝香草、凉草、五凉草、酒子草、毛老虎、饼草、香草。味辛苦，性温。祛风止痛，散瘀消肿，解毒止痒。用于小儿麻痹初期，受凉腹痛，风湿骨痛。外用跌打损伤，肿痛，痈疖肿毒，黄蜂蜇伤，湿疹，荨麻疹。

(1) 治哮喘：毛麝香净叶切丝，配洋金花卷烟吸。

(2) 治膁鼠咬伤：五凉草，煎水洗，或捣敷，再和苦楝树蓬各2两，煎水饮之，另以甘蔗煎水洗之。

(3) 治跌打验方：毛麝香5钱，金牛根5钱，金耳环1钱，金钮头5钱，血见愁5钱，清水三碗、煎成一碗，热服。

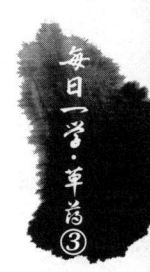

第 55 日
淡竹叶

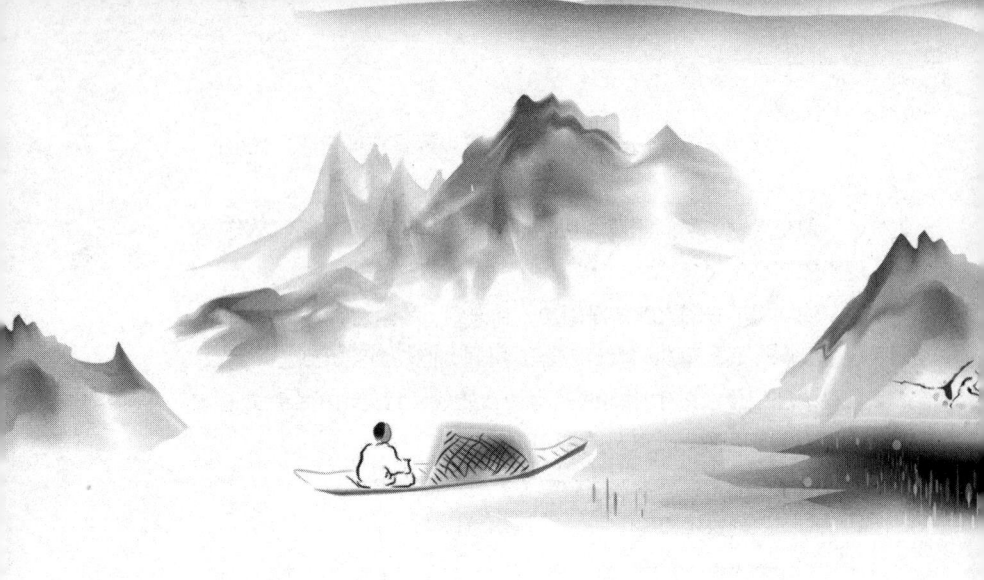

9月20日 晴天 星期三 湖心亭公园

我们昨天讲了毛麝，它有一个很霸气的名字叫麝香草。

"有麝自然香，何必当风立"就是说这味草药有走窜祛风的力量。

胃胀风

山里老农"胀风"，即我们常说的胀气，新鲜毛麝一把捣烂，绞出汁，兑姜汁，服用一次就可康复。

消化不良用芳香辛散的草药。古人讲，芳香能冲动，毛麝、山苍子、香茅、紫苏叶、豆蔻仁、薄荷……这些芳香之品能帮助气血流通，促进脾胃的运动。

风寒外感

风为百病之长,而毛麝香专用以祛风。

病人感冒初起鼻塞,要先判断是流清涕还是黄涕。

清鼻涕且咽喉不痛,为风寒外感。

毛麝加辛温的苏叶、生姜煲一盆汤,服下就可恢复健康。

风热外感

这要用中医的加法,对于风热外感,患者感冒初起食用煎炸、烧烤的食物或者熬夜所致咽喉痛。毛麝、金银花、连翘各20~30克,煮浓汁,服下咽喉不利可愈。

风湿外感

风湿外感的特点是非常疲劳,颈脖僵硬沉重,甚至腰背酸。酸是湿的特点。

中老年人的湿体现在颈、肩、腰、腿的酸软无力。这时用毛麝加藿香、佩兰、苍术,服用后患者肩颈会感觉到放松,湿不会再像裹胶一样把筋脉裹住、黏住。

藿香、佩兰、苍术散湿,毛麝是风药,祛风。

就像水面、地面有湿气,风不去除,湿无法带走。

若是湿燥病人,则加川贝、雪梨。

这体现的也是中药的加法。中药加减法是随症加减,但是毛麝始终需在,因为它是风药。

内伤病

《黄帝内经》说内伤病以气为首。百病皆起于气。

胃痛、肝炎、胸肺或心肌的堵塞、颈肩腰腿痛,各种内伤病都是气在体内作怪。

风为百病长,我们要时刻想到祛风。

骨折的第一个方药里肯定有风药。

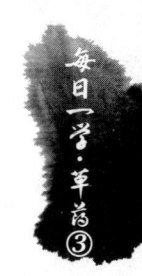

荆芥、防风或者麻黄、桂枝，或者用当地其他能祛风的药物。骨折后风血容易进体内，祛风就是让其出去。风药还能活血、定痛。毛麝就是如此，我们田里种毛麝十分有益。

内伤病气为首，比如说，疲劳感冒鼻子不通，治疗就用毛麝配合辛夷花。

毛麝配辛夷花，开鼻窍解郁。

疲劳、抑郁的人最容易鼻塞。

毛麝芳香冲动，既可缓解疲劳，使身体有劲，又能开窍解郁。

风湿关节痛

风湿关节痛因局部气机不通，局部气机得转，病邪乃散。

风湿关节炎的病人就可用毛麝疏肝解郁。

基本百分之八十的风湿关节炎的筋骨疼痛，都与情绪抑郁相关，甚至有些直接是"忧劳成疾"。

我们可以出本书叫《忧劳成疾》，书中专讲忧劳的各种治疗方法。

星岳这样肥胖，他可以写本书叫《好吃懒动》，在书中介绍如何治疗好吃、懒惰。星岳可以在网上搜出所有相关资料，自己亲身实践，遇到有效果的就推广，各种方法的成败得失都可以在书里很好地表现出来。

有些人在六七十岁就风湿关节痛，叫声连连、无法入睡，而有些人到八十岁都不会有这种体会，这是因为后者心态乐观，所以关节很好，这在中医中是肺主治节的表现。

心情越郁闷，关节、骨节之间的通透性越差。

我碰到病症最严重的是西山村一位母亲，只要她儿子的生意波动，她便全身关节疼痛。

这就是她的心完全挂在股市、生意上。后来我和她儿子说，你对家里要会报喜不报忧才是尽孝。

如此他妈妈服了简单的补中益气汤，就不再痛。

跌打损伤

毛麝能行气活血,仅需一味毛麝,捣烂加酒炖热,跌打损伤喝一小碗,剩余药敷在局部伤处,很快便伤愈筋通。

毛麝加酒过后,行动性很强,能让血脉动起来。之所以称它为毛老虎,是因为其性善动如猛虎下山,百兽皆震惊。

引种植物界中毛麝这味开窍药,是因为人体孔窍最容易闭塞,闭塞则痛,毛麝这味药能像针管一样将周身毛孔通开。

寒湿脚

毛麝是芳香的药,能定痛祛寒湿,可用它治疗寒湿脚,即老寒湿所致的脚部酸痛无力。

我去年回老家见一个妇人,她的脚酸痛,上楼梯行动困难,不手扶着腿就无法抬起脚,因此不得不搬到一楼住。

这个病治疗很简单,用艾叶、花椒、毛麝、白花臭草、苦刺心这五样草药,熬浓汁,先熏脚,再泡脚。熏脚可以通毛窍,泡脚能顺经络。

一个星期后我再回去时,老妇人很高兴地找到我,说自己现在上楼梯不用借助手扶的力量了。

这个小泡脚方很厉害,大家以后可以开个泡脚理疗店,店里就用它,如果方便,用新鲜药材效果更好。

出血

毛麝解毒止痒的作用很容易被人忽视。

田里割稻草、毛杆时,不小心割破手致局部出血,敷上捣烂的毛麝就能止血解毒。

伤口即能消肿,不发炎不会痒,恢复后还不留疤。

我们都试过毛麝的这个功效。

基本上毛麝、白花臭草、墨旱莲这三味药配合,就是治疗局部割伤效果最快、后遗症最少的药了。

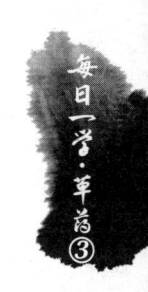

它将来可以应用到术后外敷，能令伤口不溃烂。

脾虚体弱人的伤口，即使是用最上品的草药外敷也较难愈合，愈后易留瘢痕。

人脾胃越虚，肌肉越不易生长，因此他的皮肤不能推陈出新，伤口不能愈合。

因此治疗受伤有两招，第一招：外敷草药治其标。

第二招：内食健脾胃药，修复肌肉。

让气血从里生出才是王道。

感冒

无论风寒还是风热感冒，或是介于寒热之间，用毛麝、苏叶、薄荷，三味药各10～20克煮水，水沸三分钟立即关火盖上锅盖。

解表药不能久煮。有的人煮一小时药，九成的药气都跑了，服用后当然无效了。

而补益滋补药，需像黏黏的膏一样或是月饼一样就需要久煮。

我们以后开个中医普及学堂"大自然淘宝店"，做小茶袋，竹壳茶、袋泡茶都行，在里面放苏叶粉、毛麝粉、薄荷粉。再另配一个可以单加的小包，阴阳两盒，治热的用连翘粉，治寒的用生姜粉。

病人感冒初起猛打喷嚏，把小袋子盖上盖子泡水三分钟就能像方便面一样拿出来服用了。

中草药对我们来说成本接近于零，未来绿色环保的草药产品一定是时代的宠儿，因为它的成本低廉。

越是成本低效果好，你就地位越高，越自豪。

腹痛

小孩子踢被子，肚子冷痛。

可用捣烂的毛麝加酒敷肚子。这一味毛麝就是百草油。

我第一次认识毛麝是刘老师带我们入山采药，见一大片坑沟边部全是毛麝，他说告诉我们这种草药叫毛麝。

大家不要小看毛麝，它有麝香草、冠麝香的别称，功用很多。因此这味药我要给大家多讲、多复习。

金昌叔接骨头会用麝香，痛轻微时用小瓶，痛剧烈时用大瓶，因为它能够迅速定痛消肿，能排瘀血，促进局部伤口愈合。

毛麝如果提炼出毛麝液就非常厉害了。湿疹药、关节痛药、跌打药等各种治病药都可用它来做开路的先锋。

因为毛麝能通透、能散、能止痛，所谓无痛不寻医。

患者无痛很少会求医，所以我们需记住毛麝这味辛香药可定痛。

尿道结石

有的人感觉小便有石头阻塞，用车前草利尿，直到尿尽石头也无法排出，依然在体内绞着刺痛。这是因为治疗时只知利尿，而没开窍。我们想让石头出来，第一需使尿道口变大，第二需让排水量变大。

庵背村有一个结石患者，其实结石比黄豆还稍小一点，但有三四颗痛得无法忍受。

我让他用车前草和海金沙服用治疗。

他说吃过这方药，而且当地能用的方法都尝试了全无效，他就是不想动手术。

我说，你用峻猛利药已经治了很久，常规体内一定会有虚象。

现在将黄芪 50 克，毛麝、菖蒲各 20 克，再加车前草、海金沙治疗。这两味药曾经无效，现在我给它们添上"翅膀"就能有效了。

古籍上记录毛麝、菖蒲能开九窍，但大家不要以为菖蒲只能开脑窍，让人思维灵敏，其实它也可开小便。

前列腺炎、慢性前列腺炎这些体虚久病的患者，服用六味地

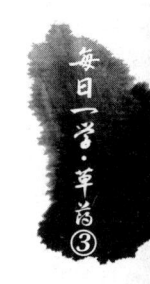

黄丸加菖蒲，小便时就能很通畅。这位结石患者服用三次，加用背后七颠百病消，就排出了石头。

我们治疗结石时，不能只专注于石头的问题，患者气不足，加黄芪补气；管道狭窄，用毛麝跟菖蒲开管道；排尿量少，用海金沙、车前草促流速变快。这是治疗结石的三条思路。

我的老师曾用附子、红参治疗一位结石患者，患者的结石竟也被排出体外。

红参和附子这两味补药，用它们治结石旁人看来不堵已经是幸运，我不理解老师是如何用它们排出结石？

后来老师告诉我，只要是结石且久病无力的体虚患者，我们在治疗时不必管结石的问题，而要治疗他的体质，患者体质变好，排尿长而有力，结石就可排出。

参附两味药就是用来提升体质，因结石而手脚冰凉的患者，服用此药，就可将经络管道扩宽，这就像是在给经络管道打气。

自行车打气后就能跑得快，轻轻松松走向成功。

服用红参、附子对人体而言就如同打一剂强心针，心脏收缩的力量变强，收缩时血液有力地推动，膀胱石头就能排出。

水大能漂石，水小会留沙。水小时沙都会沉淀。水大则铁牛、石头都会被滚水冲至下游。

因此老师说培补正气是治本的王道，等而下之的攻邪治法是治标，标本兼治才是良医。

🍁 局部瘙痒

田地劳作易被草刮伤，伤口极痒。

这里要提到两味药，一味是消炎热的穿心莲，它的叶子极苦，我们田里也有种植，当地人又称它为苦草、印度草，二是止痛痒的毛麝香。

身体发炎、炎症初起的人，嚼一片穿心莲叶伴点山泉水服下症状就能被消除。

无论目痛、咽喉痛，一片穿心莲都可治疗，症状严重时患者可服用三片。

局部瘙痒是体内有炎症。

皮肤被割伤在里有血痕。

毛麝、穿心莲各0.5～1斤晒干，泡酒七日拿出，这就是治疗局部痛痒钻心的药酒方。

无论是接触了淮山芋头，或是被蝎子蜈蚣蛰、虫蛇咬伤、蜜蜂叮，各种原因产生的痛痒，喷此药痛都可缓解痒感。

这是近零成本的居家常备止痛痒药，如果同学开发它就可取名叫"痛痒消"。

有个孩子因蚊子叮咬和接触草植而腿脚瘙痒。

我让他将毛麝或者毛麝加白花臭草捣烂，涂至痒处，虽然腿脚看上去成了绿黑色，像土著人一样，但是患处不痒了。

今天毛麝基本上就复习到这里，我每次讲完草药，回去再看时总会觉得很多没讲到。学习要温故而知新才能不断提升，反复复习一味草药，就能从中学到更多知识，这就像是吃饭，细嚼慢咽能品尝出滋味。

今天来讲这味淡竹叶。

小便黄赤

治疗小孩高热，小便黄可用一味淡竹叶或竹子叶心10～20根，煮水加冰糖。小孩服药后身体的烧热随很通畅的小便带出体外。

淡竹叶有两大奇效：第一，清心；第二，利小便。

我曾经治疗一位口疮严重的患者，望诊时我看他的口腔，问诊时我问的是排尿情况。

《黄帝内经》讲凡治病必查其下。排尿，黄为热，白为寒。

这位患者尿黄。

此时治疗用淡竹叶、木通各10克，生地黄15克，生甘草5克。

这就是"导赤散"。患者无论高烧还是口腔溃疡，但凡身体赤热，服用此药都可清心利小便。

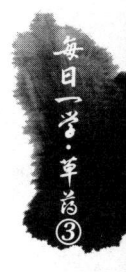

这个患者服用一剂小便黄色变浅，两剂小便变清，口疮疼痛症状消退。

治火，要釜底抽薪，而不能扬汤止沸。

导赤散的神奇功效如同大自然中起大火，一是泼水，二是隔离可燃物。

第一招的泼水是最直接的，在中医治疗中就是用生地来增液，这就是向身体的火热中泼水，即用水来救火。

治疗大便干燥，将新鲜生地100～200克水煎服下，大便可润通。

第二要釜底抽薪，扬汤止沸不如釜底抽薪。中医治疗时我们用木通、竹叶利下，这像是夹走灶炉下的炭，使锅火自退。下方清热，火势降下，再加点生甘草。

生甘草既能清热解毒，又可培土以盖火。土、水攻火，在下撤炭，这就是导赤散的药理作用。

舌内肿瘤

有书记载一个奇症，患者舌头里长了肿瘤，医生诊治说得割舌。

另一医生说我不知道这是什么肿瘤，但患处热烫，小便赤，按常理这种情况可以服用导赤散治疗。

这个病人很幸运，服用了几十副药痊愈了。

一般患者心中没有方向，服用三剂五剂药自己无法察觉效果，就换医生换药方尝试。

但治病需要认准方向坚持，像这个病人，他有信心能治好，吃了几十副药，最终赤退。

这个案例体现的机制是心开窍舌。导赤散把心的赤热导下，舌头就能不上火。

小儿舌痛

今年夏天有个小孩舌头很痛，影响进食。我说用淡竹叶和麦冬治疗，麦冬能清心肺，增液如同泼水，而淡竹叶能降火清心，如同撤火。撤火、泼水兼行，孩子很爱吃甜，就加点冰糖，服用一次舌头痛消。

🍁 舌生疮

有些人口腔溃疡以致夜间难眠，可用草药心治疗，叶心、竹叶心、桂心等，树木的心都偏于入心经。

🍁 梦鬼怪、过世亲人

对于心寒，易梦鬼怪、过世亲人的患者，可用肉桂或者桂心（桂枝的心）打粉加入米粥中服用，三日即可安眠。

如果感觉体力不足，加红参粉效果更佳，这就是以心入心。

🍁 梦起火、打架

喝酒入睡后感觉很热的人，最易梦到起火，或梦中自己脾气暴躁与别人打架、吵骂。

竹叶心、淡竹叶各一把，也可加灯心草，煮水加冰糖，患者下午服药，夜间焦虑即缓解，无焦躁梦。

这就是清心降火药的平气功效。

有人曾说我们应保护此类草药，我认为如果不能保护好自然，就无法保护草药。就像把熊猫、老虎关在笼里，并不是最好的保护，真正的保护是保护好它们赖以生存的自然。

我们这里晚上能看到很多萤火虫，暑季更多，它们随秋凉而渐少。

污染少的地方才有萤火虫，将萤火虫圈养是不合它们生长规律的，保护自然才是根本。

在河流污浊的地方居住的人，小便和血液也是污浊的。

空气污浊地方的人，非常容易得哮喘、支气管炎、咽炎、肺部疾病等。

没有治理垃圾以致土壤荒弃的地方，居民肌肉容易溃烂、松

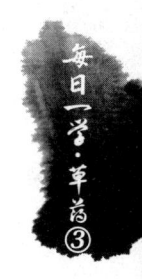

垮、板结、劳损。

我们中医药重视天人合一、天人相应，即环境治理得好，就会有健康的身体。

🍃 尿血尿赤

我治疗过一位患者，她尿中带血，这是热迫血行。

我用淡竹叶加白茅根，煮水让她服用，血尿即止，如果方中加入墨旱莲则疗效更佳。

墨旱莲乃止血妙药。它能凉血止血，还是滋阴的补药。服用墨旱莲能将热毒消除，补回体力。

🍃 面黄口臭

病人面黄，有口臭，这是毒所致。

面黄是小便中毒，口臭是大便中毒。

大小便不通，则毒向头面上攻，用通利大小便的方法治疗则可去黄浊。

治疗时淡竹叶或者竹叶心通利小便，茵陈退黄，再可加火麻仁润通大便，几味药水煎服用，脸上的黄浊，甚至黄斑都可退下。

我们以后出本叫《容光焕发》的书，专讲通胱肠的美容知识，病人如果能大小便通畅、准时、不费力，治病就成功了一半。

大小便排出无力，细小、细弱，是因为疲劳过度所致气不足。

此时泄法无法生效，须以补法治疗。

🍃 中暑

夏天温度35℃以上高温中军训、上课，学生就易中暑，用牛筋草加淡竹叶可以治疗。

牛筋草连乙型脑炎的高热都可退，淡竹叶对于癌肿发热都可消。

两味药煮水加冰糖,味道清淡而甜,无苦臭,服用后中暑概率极小。

暑热鼎盛时期,成人长期受电脑散热烤,也会有类中暑状,此方同治。

中暑与"类中暑"是一种发散的思考方式,它们就如同癫狂与急躁、烦躁。治疗癫狂的药调小剂量可治疗急躁、烦躁,因为急躁烦躁本质就是癫狂的小火状态,烧至大火即为癫狂。

因此治狂的药可治脾气大身体差且焦虑紧张的患者。

触类旁通,在风湿与类风湿、狂躁与微狂躁的治疗上也是这个思路。

治疗微狂躁,即脾气大、常顶撞父母的人,可用龙胆草加竹叶,心肝火并清。

淡竹叶在清补凉中排名很靠前,它有清心除烦的功效,病人烦躁、心热,服用后烦热俱去。

我们今天这个草药讲到这里,每天都更精彩。

草药小贴士

淡竹叶别称为竹叶、金鸡米、竹叶卷心。味甘、淡,性寒。归心、肺、胃、膀胱经。能清热泻火,除烦,利尿。用于热病烦渴,口疮尿赤,热淋涩痛。

(1) 防治中暑:淡竹叶、大青叶、埔姜叶、金银花叶各10克,一枝香6克,水煎(或开水泡)当茶饮。

(2) 治发热心烦口渴:淡竹叶10～15克,水煎服。

(3) 治尿血:淡竹叶12克,鲜茅根30克,仙鹤草15克,水煎服。

(4) 治尿路感染:淡竹叶12～15克,叮咚藤、凤尾草各30克,或灯心草10克,水煎服,每日一剂。

(5) 治血淋、小便疼痛:淡竹叶、生藕节各30克,生地

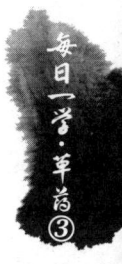

15克，水煎服，每日两次。

(6) 治膀胱炎：淡竹叶15克，灯心草10克，叮咚藤6克，水煎服。

(7) 治肾炎：淡竹根及块根、淡竹叶、杜枝杜（芯）各15克，水煎服，每日一剂。

(8) 治口舌糜烂：鲜淡竹叶30克，车茶草15克，甘草3克，水煎服。

(9) 治火热牙痛、牙龈溃烂：淡竹叶50克，生姜5克，食盐2克，生石膏30克，水煎，药液频频含咽。

(10) 治热病口渴、心烦不安、口糜舌疮：淡竹叶、茅根、金银花各15克，水煎服，每日一剂。

(11) 治肺炎高热咳嗽：淡竹叶30克，麦冬15克，水煎，冲蜜服，日2～3次。

(12) 治小儿发热、惊风：淡竹叶、灯心、麦冬各6克，乌豆15克，竹心20条，柿饼1块，水煎服。

(13) 治小儿水痘：淡竹叶、蒲公英、金素英各9克，金银花15克，水煎服。

(14) 预防麻疹：淡竹叶12克，夏枯草30克，钱葱（马蹄）40～60克，水煎当茶饮。

(15) 竹叶石膏汤(《伤寒论》)治伤寒、温病、暑病之后，余热未清，气精两伤证。身热多汗，心胸烦闷，气逆欲呕，口干喜饮，或虚烦不寐，舌红苔少，脉细数。竹叶6克，石膏50克，半夏9克，麦门冬20克，人参6克，甘草(炙)6克，粳米10克。上七味，以水1斗，取去六升，去渣，内粳米，煮米熟，汤成去米，温服1升，日三服。方中竹叶清热除烦，兼以生津，为君药。

(16) 单味煎汤，代茶饮，预防咽喉痛。

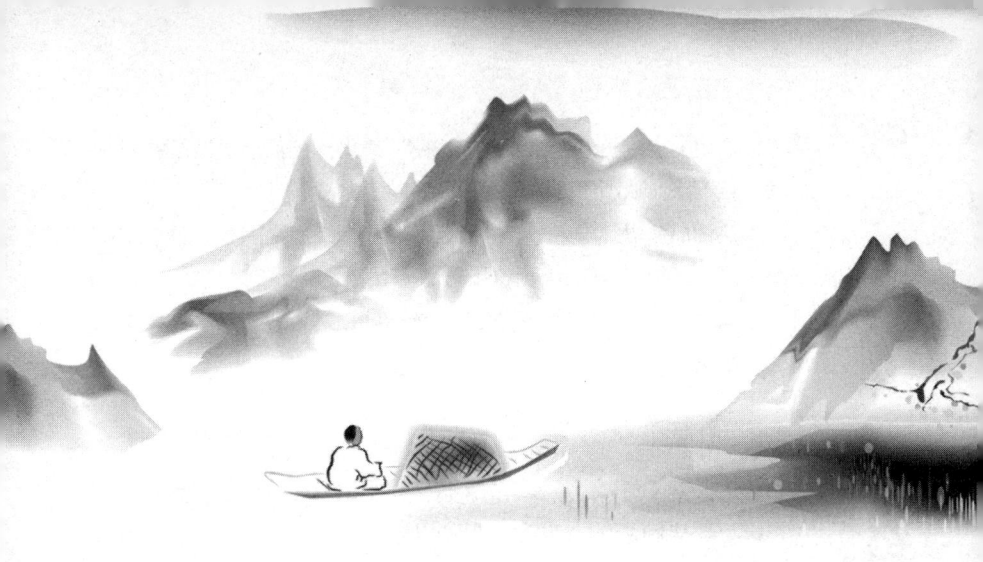

第56日
香茅

9月21日 晴 湖心亭公园

我们"每日一学·草药"今天先复习淡竹叶，淡竹叶可等同竹叶使用。

它们都能清心利小便，用淡竹叶的标准是病人心烦热燥加上小便偏黄。

口腔溃疡发热、口中干渴、失眠、咽喉炎的患者，都可用淡竹叶治疗。

腋下出汗

患者腋下汗如涌泉，持续不止，难愈。

曾经用五倍子、五味子止汗或用补气法治疗，汗皆不止，后以导赤散治疗。竹叶、木通、生地、甘草，服下第一剂，患者自觉腋下汗出减半，连服三剂后痊愈。

这里的治疗机制是给水邪以出路。患者用药后小便量大幅增长，腋下水俱随小便排出。

这种治法堪称一绝。汗为心之液，冒汗严重是因心脏血气外泄，通过药物引导使其随小便排出，腋下出汗则减少。

用导赤散、淡竹叶治疗腋下出汗的前提是患者必须为心烦燥热且小便黄。

高热不退

三根汤（葛根、芦根、白茅根）退小孩高热效果好，但当高热影响到神智时，一定要加竹叶心以心入心。

夏天暑热心烦、孩子发热。

取新鲜的竹叶卷心，五岁以内孩子用7根、9根或11根，十岁左右孩子用20～30根，水煎服，治疗发热效果极佳。

五经富的一个孩子，高烧39.5℃不退，服用其他退烧药，高烧骤退后又回弹。

听说此方，他妈妈用竹叶心煎水加冰糖喂他服下，孩子烧退后体温再未反弹。

小孩子高烧烦热、尿赤，服用此方，小便量增大后，退烧快。

治疗高烧有两个办法，一是多喝汤水，二是保证小便通畅，如此热就可随小便而出。

口舌生疮

口舌生疮，心开窍于舌，心火旺口舌疮。

淡竹叶、灯心草各10克，水煎服。

治疗口舌生疮，辨证要点是脉数尿赤舌尖红。尿赤则淡竹叶主之。

小便黄、舌红、脉数，用导赤散治疗见效快。

导赤散可治疗口疮难眠、烦躁、目痛多种症状。

这是认证精准才能达到的快、准、狠。

功夫要拼快、准、狠三个字。

快是速度，准是目标，狠是力度。

用药目标准确，力度到位，见效速度自然会提升。

尿血

心肺热有尿血、小便偏黄、脉数的症状，即血热妄行的治疗用淡竹叶加白茅根。

山里有位茶农，小便带红，素日脾气躁，喜饮酒。

我用竹叶、白茅根、墨旱莲三味药治疗他的疾病。

白茅根止血、利尿；墨旱莲止血、补肾；淡竹叶清心除烦。

血之源头乃心也，心躁则血热妄行，心静则血气平息。淡竹叶清心凉血以止血，这就是凉血止血法。

肝炎

肝炎患者头面发黄，尿浓浊或尿赤。

用淡竹叶淡化尿液。加茵陈、栀子或大黄以利胆退黄、清心除烦。

心烦气躁

当代烦躁的人很多，因此淡竹叶的开发非常有价值。

烦伤肾，躁伤心肝。

很容易烦躁的人，他首先是肾水亏少、肾精不足，其次是心浮气躁、睡不安稳。

人生，成功就"耐烦"两个字。

田地间干活，有的人两三个小时不躁不烦，能一直劳作，这个人一定肾精充足。

有的人稍稍劳作就想四处走动、说话或是做其他的事情，这就是肾精亏少，火气外浮所致。

肾精足的人能定。肾精足百病除，肾精虚的人各种病都会出现，肾水虚百病欺。

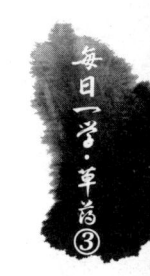

肾就是人的定海神针。

珍仔围村有个种红薯的阿叔，说自己最近非常容易累，以前不骂人，现在却情不自禁地骂人，而且觉得田间太阳热势猛，无法继续劳作。

这就是心烦气躁，肾水少的类中暑状态。

这种情况单用生脉饮无法恢复，需加熟地黄、淡竹叶。阿叔按治疗方法服药，心火被清，肾水被补足，体力立刻就恢复了。

患者烦躁，易发火，干活觉得体力难续，可用生脉饮加熟地黄、淡竹叶治疗。其中淡竹叶起清心除烦的作用。

今天讲的香茅在我们田间种有一排，它与茅草长相相同，但是叶子的气味是类似山苍树的浓香。

田间干活时如果觉得有点疲劳疲累，就将它揉烂塞入鼻中，就越干活越精神。

这是因为芳香能提神、开窍，令人冲动有力。

香茅带香，首先就要想到芳香定痛祛寒湿。

产后脚肿痛

妇人产子后水肿，关节痛可以用它治疗。

种树的老人告诉我，妇人产后手脚肿胀、关节痛，拔一大把香茅煎水外洗，一次就能治愈。

食欲不振

芳香能开胃纳食。可以治疗孩子吃饭不香、胃口不好，看到食物没有进食欲望，甚至胃胀的问题。

香茅、姜、枣煮水，姜枣提升胃肠动力，香茅开胃。

人们种香茅最常是用做肉食的调料，它能使肉香而不腻。

佛跳墙（仙跳墙）这道很出名的南方菜中就有香茅。

头痛

香茅油治疗坐车外出或者田间劳作突然淋雨所致头痛有奇效，取几滴香茅油擦涂鼻子，或滴入鼻子擦涂太阳穴，姜水都不用喝，片刻就康复。

局部肿痛

干活误伤，不小心踢到石头的局部伤肿用香茅油擦在患处即能起到肿消、瘀化的功用。

芳香能祛风除湿、消肿化瘀。

用香茅油做推拿按摩油，味道好闻，效果也好。

制作跌打药、跌打的草药汁，就一定需放香茅这味活血化瘀的药。香茅捣烂，榨出汁，擦涂时，皮肤窍门自开。

心悸

芳香之品有开胃的特点，所以很多老人都种有香茅。

我有次和他们讲了很多关于苦楝树治跌打、金不换治胃痛的知识，有位阿姨听了不甘落后，把她对香茅的功用的了解都介绍给我。

比如受惊吓心悸，香茅心7～10根水煎服用能缓解，可伴嚼2～3颗龙眼肉。

竹叶心入心偏凉，香茅入心偏温。龙眼肉能疗心悸怔忡。

孩子看恐怖电影，惊恐难眠，香茅心1～2根煮水，伴2个龙眼肉服下，即可一夜好眠。

肚冷泄泻

凤尾草加香茅治疗吃凉食所致腹泻。

局部出血

局部出血可用香茅油敷于伤口处，以布条压紧，伤口流血立刻可止。

🍃 局部肿痛

香茅消肿止痛，用它治疗肿痛，患处不会发炎、扩大。

🍃 过食胃痛

进食过多，胃痛反酸，用香茅、陈皮、生姜、大枣煮水。

取新鲜香茅1～2片，加陈皮、姜、枣制成消积茶，味道好，能开胃。

以后我们可以总结香料的特点，制成一本书叫《香料治百病》。

其实十三香也可治虚寒病。

人体的病大致分为两类：一类为实热型，一类为久病虚寒。

香类药可开胃、健脾、纳食。

我将药理反复讲给大家，因为懂理法能灵活调用各种药。

生病可因外感风寒、内有食积、心情急躁、睡眠质量差没精神这四种原因所致。

外感风寒，柴胡、藿香主之。

内有食积，枳壳、鸡屎藤、香茅主之。

人容易着急易怒，白芍、郁金主之。

睡眠质量差没精神、没体力，甘草、大枣、枸杞子主之。

这个思路下，千般疾病也就是用风寒伤、忧怒伤、饮食伤、熬夜伤囊括，四逆散一方就总结了整部草药书。

偏于饮食所致疾病，我们用香茅。

偏于受风寒所致疾病，我们用鹅不食草。

偏于生气郁闷的疾病，我们用陈皮、佛手、橘子叶。

偏于精神疲倦的疾病，我们用牛大力、巴戟天、枸杞子或大枣，甘甜益力生肌肉。

偏于感风寒的疾病，我们治以辛香定痛祛寒湿。

偏于情志易怒心烦的疾病，我们治以苦寒清火消炎热。

偏于食积堵塞的疾病，我们治以酸涩收敛涤污脓。

四逆散就是这四句草药总诀的代表。

这看起来简单，实际是需专写本草药你们才能够听得懂的。我们今天的"每日一学·草药"讲到这里。

草药小贴士

香茅是禾本科香茅属约55种芳香性植物的统称，亦称香茅草，为常见的香草之一。因有柠檬香气，故又被称为柠檬草。味辛微温，疏风解表，祛瘀通络。治感冒头痛，胃痛，泄泻，风湿痹痛，跌打损伤，偏头痛，抗感染，改善消化功能，除臭、驱虫。抗感染，收敛肌肤，调理油腻不洁的皮肤。赋予清新感，恢复身心平衡（尤其生病初愈的阶段）。香茅精油是芳香疗法及医疗方法中用途最广的精油，也可用于室内当芳香剂。

《岭南采药录》：散跌打伤瘀血，通经络。头风痛，以之煎水洗。将香茅与米同炒，加水煎饮，止水泻。煎水洗身，可祛风消肿，解腥臭。提取其油，可止腹痛。

《陆川本草》：发表退热，消肿止痛。主治风湿骨痛，跌打损伤，感冒身热。

《四川中药志》：祛风湿，散凉寒。治筋骨疼痛及半身麻木。

《广东中药》：治头晕，头风，风痰，鹤膝症；煎水饮可以止心痛。

《贵州草药》：补虚，止咳，镇痛，宁心。

(1) 治风寒湿全身疼痛：香茅500克，煎水洗澡。

(2) 治骨节疼痛：茅草茶、石错（即辣子膏药）、土荆芥各50克，捣绒加酒少许，炒热包痛处。

(3) 治心气痛、胃痛、肺病：茅草茶，煎水服。

(4) 治虚弱咳嗽：茅草茶100克。煎水当茶服。

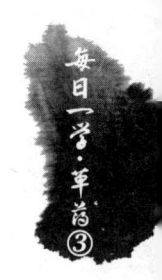

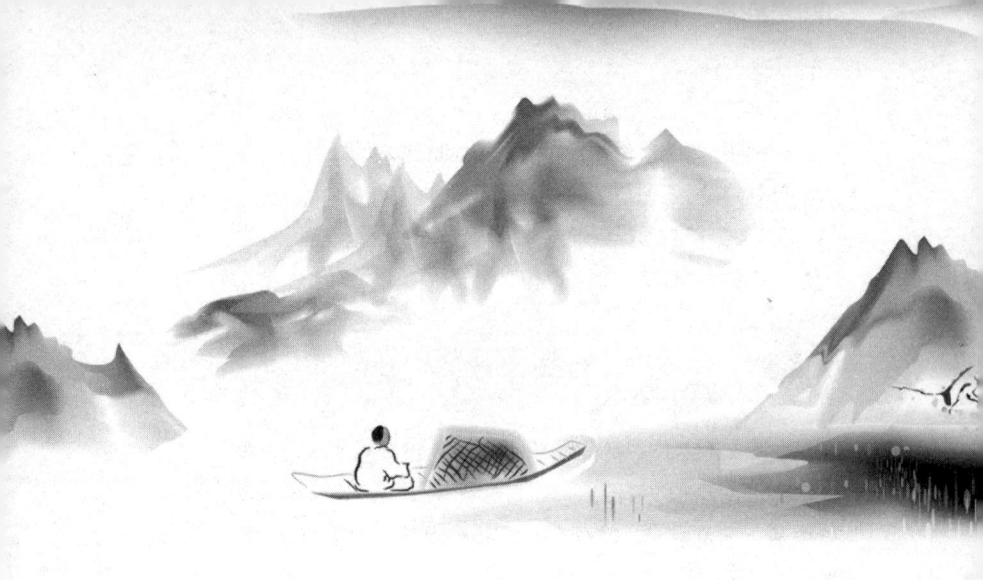

第57日
绿 豆

9月22日 晴 湖心亭公园

鼻塞

我们今天先复习香茅，鼻塞的病人将香茅塞一团在鼻孔中，一觉睡醒鼻子即可通畅。

过食胃胀

香茅捣烂，加2片陈皮或几颗大枣，煮水，可行气消胀。

精神不振

香茅最大的特点是芳香，芳香能提神、化湿。

患者湿气重，人疲倦，精神不振，舌苔腻，可将香茅油或自制香茅液（香茅榨汁）兑酒，劳作时涂于额头、颈部和鼻子。

驱虫蚁

香茅油是防护蚊虫很好的保护伞。江西庙宇的一位师父诵经念佛时就会用香茅油擦涂手脚以驱山中虫蚁。

印度土著人也喜欢用芳香的草药涂抹身体，行走时，蛇虫蚊子都会让路。

但我们不能过于依赖这些外界药物，适当叮咬反而能让身体体抗力更好。这就像小儿发烧，如果体温在39℃以下，神志清晰，就不要直接使用退烧药，让孩子多喝水、多休息，体温自然降下后，未来孩子的体质更好。

首次蚊子叮咬，不用草药敷，肿处假设需七天消退，第二次第三次再被叮恢复过程则会逐渐加快，这期间身体的抵抗力也在渐渐提高。

我的建议是对于平常的蚊子叮咬，不用刻意治疗，应该给身体自我恢复的时间。这不只是提高身体抵抗力，也是增强我们面对疾病的勇气，提高自己的忍耐力和抗压能力。

重点是无论是否选择用药，我们对疾病不能感到畏惧。

关节痛

山里的师父容易有风寒，他们打坐时常有人忘盖住腿脚，入境界后人就像睡着一样，风寒侵入筋骨以致膝关节疼痛。

且他们经常清晨四五点起来拜忏，而黎明前的黑暗时段在一天中是最寒的，这对于体质好的人可能没有大影响，但如若是体质不好，且又缺乏拳脚锻炼的人，关节就会感到疼痛。

对此我们可选用香茅油治疗，但需要配以对应手法才能体现出药油的药效。

珍仔围有个老阿叔膝关节疼痛剧烈，我建议他尽快用药油治疗。

阿叔说儿孙们孝顺给自己买了活络油等各种高级药油，涂后都没有效果。

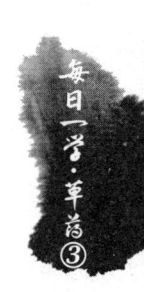

我说，这个病用一两元的万花油或万金油这种最便宜的药油就可以治疗，关键是涂药方法。

我先将阿叔的关节用力揉拍至发红、发胀，此时毛孔像嘴巴一样张开，随后擦涂药油，药油立刻被吸进皮肤。

平时将活络油包在布帕中敷到患处，外加一个热水袋，效果也能翻倍。但是靠外力温敷还是不如用拍打按摩将筋膜等闭处撬开再用药的效果好。

这就是用手法配合药物治疗。未来我们再出本书叫《手法加药酒》，治类似的病则无往而不利。

治疗疾病就像是打仗，有好兵器，有炸弹，兵器作先锋开路，将路障打开再丢炸弹，才能将药物发挥最大功效，将疾病驱逐出身体。

阿叔第二天找到我说，真神奇，自己以前腿脚不能弯下，可以弯曲了，很舒服，他夸赞我的技术可以开个推拿按摩店了。

我说，自然可以的，但我的目标是让天下开千家万家推拿按摩店。

一枝独秀不是春，万紫千红春满园。

我们不做一枝独秀，也不做万紫千红，我们要做春风。春风吹过，花草都因为我们而绽放得更漂亮。

天下医生更会治病，天下病人更易痊愈，这就是我们的愿景。

我学习了金昌叔的方法，用豹皮樟（白叶子树）泡了近七八斤的药酒，平时大家每人可以用一个小喷罐戴在身上。

方便大家在被蚊、虫、蝎子、蜈蚣叮咬，或是湿毒、关节痛时喷涂药酒。记得，用药前先将患处拍红。

如果是一把新鲜香茅草榨出油，泡于浓度酒，将来用它搽涂脚的药效不亚于罗浮山的祛风百草油。

风寒头痛

香茅能祛风、除湿、消肿止痛、治头痛。

因为它是辛温药,所以治疗风寒头痛的效果好。

香茅晒干泡于酒中,治疗疲劳,吹了空调风或是骑摩托车风吹到的头痛,取两杯酒服下,捂上被子一觉睡醒就痊愈了。

香茅在这里迅速行气活血、芳香开窍的功效不亚于止痛药。

胃痛胀

治疗饮食过度所致胃痛、胃胀,可将香茅、生姜、大枣合用水煎服。芳香冲动,促肠胃运动,痛可消。

以此方为基础,胃痛且有感冒时加苏叶,胃痛无感冒时加陈皮。这个药方对急慢性胃炎胃痛的治疗效果都极佳。

头痛

头痛可将香茅油滴入鼻中,左头痛时滴入右鼻,右头痛时滴入左鼻,滴入药后头痛即可缓解。

跌打损伤

香茅、乌骨王藤两味草药捣烂外敷,可治疗跌打损伤。

也可直接用香茅加金不换的根水煎服。单一味芳香药功效已很强劲,两香叠加使用,治疗跌打损伤更是所向披靡。

很多草药,叶子行于上焦,根部可深入筋骨,金不换就是如此,它的根部可穿筋透骨起效。因此跌打损伤的药材中多用草药根。

就像苦刺枝叶可用于外部疮疡肿毒的清洗,而根能够透入筋骨活血化瘀,治疗跌打伤。

这个治疗经验被传出后,金昌叔家种的十几米苦刺被挖走一半,他气愤又心疼说,苦刺最少要种植三年才能用药,这些才种了一年,才相当于刚十八九岁的姑娘,却全被挖走了。

他说,大家不懂得药材,可以直接向我要,我会给你们,但是对于药材大家得省着用,不能一采就直接斩草除根。

金昌叔很节约药材,他家里有大型打粉机,能将挖好的苦刺树根晒干打粉,如此更利于保存。

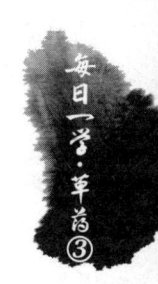

我们今后也可将草药都带到上车村办的药堂打粉,我去参访名医的时候,有位老先生就是这样用药粉治病。

未来我们出本名为《药粉治病》的书。将十几罐药粉排列开,肝病、高烧、头痛、胃炎……各种治病选药都直接用药粉勾兑,就可让病人打包带回家服用,感觉就像调酒师一样,十分过瘾。

腹部冷痛

肚子痛用香茅药粉,腹痛用小茴香,再配点小茴香药粉,两个兑在一起,气味很香,服用后肚子暖洋洋的,治疗肚子冷痛效果就很好。

鼻塞

我们就将山苍树的药粉舀出来,再加兑辛夷花的药粉就可治疗鼻塞。

食欲不振

患者食欲不振,我们就打包鸡屎藤药粉、陈皮粉和少量佛手药粉让他带回服用。

中药这样实用,一包通常成本只三角钱。

生闷气

与别人生气心口疼痛,直接服用香茅煮的水。

大家可能不知道生气也分阴阳。

生气后上火是阳气,生气后手脚凉是阴气。

有些人是心寒而生气,有些人是肝火旺所致生气。

心寒而生闷气,治疗方法是 7～15 根香茅水煎服用。

生热气、闷气的治疗就要用橘子叶。

产后风湿

香茅是味月子药,妇人产后易受风,即月子风,可用香茅煮水外洗。

在未来，熏蒸和洗浴方会成为治疗疾病的大潮流方向。

如今在水资源丰富的上车村，村民就是直接熬药液建熏蒸房来熏蒸。

香茅、山苍树配合做洗浴方，基本上可将月子期间体虚受风冷而感的风湿都拔除。

胃胀

香茅也是味开胃药，它味道非常香能勾起人的无限食欲。食用香茅制的调料拌酱可以开胃口。

胃胀、没有胃口，可将香茅与鸡屎藤同用，鸡屎藤消积，香茅开胃。

砂仁、白蔻仁、香茅、陈皮等大多数的芳香药都可促进胃肠蠕动。

孩子常常看电视能持续两到三小时，但平日做事非常易疲劳，这就是体内不缺营养，缺芳香，服用藿香正气口服液后人就有劲了。

一分湿即一分懒，去一分湿则去一分懒，身体内湿减少人就能勤快一些。

疲倦、没精神、颓废的患者，服用香茅加藿香，或者藿香加佩兰啊，或者陈皮配佛手，补足体内的芳香，身体就能有劲，如果气不足，就要服用黄芪和党参。

今天要与大家分享的这味草药既是药也是粮食，它在全国范围都曾火热。

绿豆能治疗食物中毒、农药毒、空气污染的毒，甚至是生气的毒，因为它入肝经，可帮肝解毒、排毒。

绿豆又名青小豆，红豆又名赤小豆。

暑热

预防中暑方法极多，比如孩子军训时间隔服用绿豆汤就能有

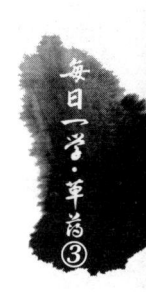

效预防中暑。绿豆汤就像是夏日的一缕清风能解烦除热燥。

绿豆、红薯加金不换三味药能让热气通过肝部从小便排出，炎热天军训辛苦，孩子们也不会中暑。此方中金不换需后下。

而天气最热时，我们也不用刻意煲凉茶，只要将绿豆、红豆、黑豆煮水，加红薯及几片金不换，饮感不腻，小便增多，能有消烦躁的作用。

🍁 高烧

我跟诊时老师说有些小孩高热，用三豆饮治疗比三根汤更方便。小孩高热初期体温在39℃内，治用三豆饮，再捏通孩子脊背部膀胱经，他身体的废水就都能下流。

有些小孩子只吃药，没有捏通经络，效果就相对较差。这就像是梳理河道后上方再放水就能将脏物冲向下游。

三焦热盛用三豆饮。

上豆是赤小豆，入心，作用于心肺。

中豆是绿豆，作用于肝脾之间，向下排肝脾之毒。

下豆是黑豆，肾其色黑，就以黑豆入肾。

烦渴高烧、小儿燥扰、大人暑热（干活过度导致烦渴热盛）都可用三豆饮治疗。

怒伤用绿豆，忧伤用红豆，熬夜伤用黑豆。

所以这三豆饮表面上仅是退烧功效，实际怒伤、忧伤、熬夜伤都可治疗。

怒伤要拨通背部的膀胱经；

忧伤要拨通颈部周围的经脉；

熬夜伤要捶打拨通腰大肌周围的经脉。

绿豆退热，能预防各类高烧、高热痘疮。

中山一个六岁的孩子，发热39℃，他妈妈问我有没有治疗小孩发热的安全药方。

我让他妈妈先给孩子熬三豆饮服用，午饭后她反馈说孩子体温降到了38℃。这就不用再送孩子去医院了。孩子晚上又服了一剂药，第二天起床烧就退了。

孩子热毒高热初期，治疗就当迅速熬三豆饮服用，服药越早效果越好，因为退小火容易，治疗大火复杂。

🍁 眼睛发热

新鲜桑叶治疗看书过久的眼睛发热效果好，但很多人不便现采，用绿豆煮浓汁，兑冰糖或 1～2 片桑叶服用，睡醒后眼部热肿感至少也可消退十之七八。

绿豆浓汁对司机、电脑工、电焊工、办公员等过度用眼人群是绝妙的凉茶。

眼睛晨起正常，傍晚热胀的人，可以饭前先喝一碗绿豆汤。

饮用后眼睛浮热感减轻，这就是肝开窍于目。

🍁 农药中毒

有些人不小心闻到田地中农民打的药会胃口不好，或是头晕脑涨，这是农药中毒，用地浆水治疗最有效，大家即使吸入很多农药，服下地浆水也能解毒。当然，最好的方法还是闻到农药异味就迅速离开。

曾有个老农准备取田间的水掺兑打药，而水被我们搅得很浑浊，搅拌勺上又有草木灰，草木灰偏碱性会中和农药的酸性，如此农药的治虫效果将十分不理想，他便果断选择去溪边担水。

空气中汽车尾气浓、农药密度高之类环境污染较重的地方，人们嘴唇有时都是乌暗的，服用绿豆水能解肝毒，嘴唇就不会乌暗。

🍁 酒精中毒

绿豆饮能打通肝道、膀胱，将残留毒浊通过小便排出。酒精中毒，毒在肝中无法排出时，服用它后排出的小便量多带有酒味，肝部变得轻松。

绿豆饮能清热解毒、清暑利水，以及解过用热药所生的毒素，对于肝毒、农药毒、肠毒、心脏烦渴燥热的治疗效果好。

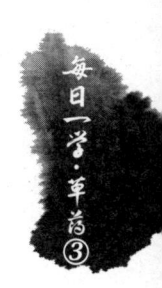

绿豆汤可以解附子中毒。我们学校一位同学，曾听说附子这味药很好，尝到 80 克时嘴麻，心慌，心跳剧烈。

他服用了三杯绿豆浓水，嘴就不再发麻。

大米服用过多都会腹胀、血糖升高。这时就要用香茅陈皮等消胀行气的药治疗。

参茸热毒

任何草药的使用都是过犹不及，比如说鹿茸红参也会中毒。

我们当地有几个老年人就是因为过用补药以致无法视物。

他们家里孩子很孝顺，给老人买鹿茸、红参，以及药房很贵的参茸行补身体。

老人吃补药两天时觉得脚像年轻时一样很有力，吃了两三个月后，眼睛却开始花了，继续服用的老人慢慢就模糊无法视物，这就是补得太过，火毒向上攻所致。

大家可以小补，但不要盲目大补。

不要轻易就借助外药。它们可以帮助大家度过一时的困苦，但是如果是依赖外药生活，而忽视了运动跟养生，这就相当于走入死胡同。

二村一个患者服用鹿茸酒后，眼睛红，视力范围只到十米以外就暗下来，他很害怕，问我该如何治疗。

我说，凡是吃参茸所导致的眼花目赤，服用莱菔子或者大黄、绿豆可解。

绿豆解肝，大黄解肠，莱菔子解胃。

绿豆、大黄、莱菔子各一大把，煮水或者泡水服用，当晚眼睛就可恢复视力，第二天睡醒眼睛就恢复正常，红赤感全消。

他说这酒让他虚惊了一场，以后再不喝了。

补酒过用，致燥火上炎眼目，眼睛就会模糊不清。

大量服用参茸后，眼的分泌物增多，最后毒浊侵蚀眼睛所致模糊不清，我们可以用绿豆治疗。

今天就讲到这里，我们更多的精彩在明天。

草药小贴士

绿豆甘凉,煮食清胆养胃,解暑止渴,利小便,已泻痢。主丹毒烦热,风疹,热气奔豚,生研绞汁服。亦煮食,消肿下气,压热解毒。明目。解附子、砒石、诸石药毒。

(1) 治疗高血压:硫黄、绿豆等量(用纱布包好),加水煮2小时后取出硫黄干燥,加酒制大黄20%制片,每次4片,日服1次,饭后服,10天为一疗程,疗程间隔5天。

(2) 治疗腮腺炎:生绿豆60克置小锅内煮至将熟时,加入白菜心2~3个,再煮约20分钟,取汁顿服,每日1~2次。

(3) 治疗疖疮:鲤鱼(重60~90克)1条,绿豆100克,煮熟喝汤吃肉豆,连服3~5天。

(4) 治疗漆疮:绿豆60克,薏苡仁30克,洗净加水适量,煨烂;加白糖适量,连汤一次顿服,每日1剂。另用生绿豆60克,用开水浸泡12小时,取出后捣烂成糊状,外敷患处,日数次。

(5) 治疗复发性口疮:鸡蛋1个,绿豆适量。将鸡蛋打入碗中调成糊状,绿豆放入砂锅内,冷水浸泡10~20分钟再煮沸,取煮沸绿豆冲入鸡蛋糊内饮用,每日早晚各1次。

(6) 治疗中暑:绿豆500克,甘草30克,加水5000毫升,煮至绿豆开花,冷后代茶饮,可用于防暑除湿。

(7) 治疗中毒:①生绿豆浆,每次服半碗,治疗1059农药中毒者2例,均服3次而愈。②以绿豆120克为主的绿豆甘草解毒汤,日夜各服1剂(必要时可6小时服1剂),或下胃管,如能进食时可尽量多饮绿豆汤。

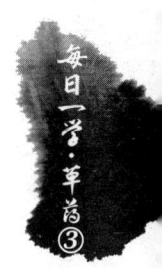

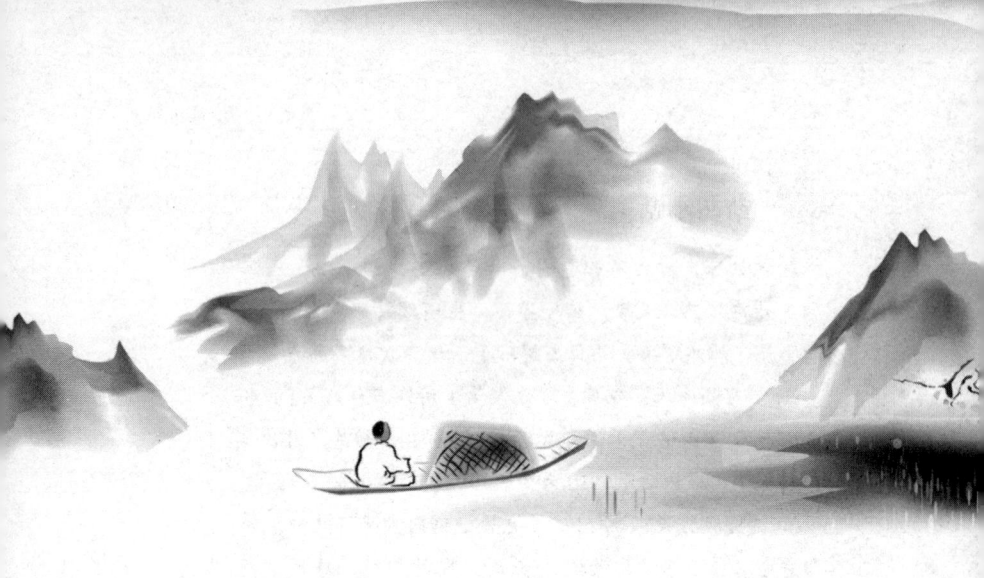

第58日
两面针

9月23日 晴 湖心亭公园

我们已经学到绿豆,它又名青小豆,色绿入肝胆。绿豆性凉能利水道,煮成的绿豆汤能入肝胆,可将毒热退到膀胱,随尿液排出体外。

治疗小便黄赤、浓稠,或者脉跳得较快即可用绿豆。

绿豆能解暑、解热毒,以及治疗纾解附子等补药、燥药所致心烦气躁。

暑热

二村一位老人,三天晚间不能安睡,眼睛发红。

老人按我所说,用绿豆、红薯煮汤,金不换后下,下午服药,当夜即能安睡,醒后眼睛的红消退。这三味药的组合是很有效的退热安神汤。

预防中暑，单一味绿豆熬汤，即可增强我们耐高热、高温的能力，因此我认为绿豆汤在城市保健汤中可排首位。

肝毒、肺毒

城市中，汽车尾气排放量大等原因所致空气污染严重，居民患肝毒、肺毒时，治疗需借助一些草药汤茶洗涤脏腑，绿豆就可将五脏之毒通过膀胱排出，这就叫做"脏邪出腑"。

有位老先生给我的一本古书中记载，"古人治病以利小便为捷径"。

小便可以带血中很多脏东西排出体外。保持小便通利有利于治疗各类疾病。

我们昨天讲绿豆，它最重要的一个功效就是退热。

痘疮

脸部初期痘疮啊，可服用三豆饮（绿豆、赤小豆、黑豆）。如果痘疮太严重则需加一些活血药。

高血压

一村有位从大城市回来的患者，血压160毫米汞柱。

这是因为在外焦虑紧张、睡觉不安、水土不服而导致的一时性压力上升的高血压，但如果血压一直如此上升就很危险。

我让他先用食物疗法，吃些缓解肝脏压力的食物，比如每次取半斤绿豆水煎服用，汁越浓治疗效果越好。

四天后，患者血压跌降到130毫米汞柱，复诊时我告诉他等血压降至120毫米汞柱就可停服，他又服用了半个月左右，血压就稳定在80～120毫米汞柱的正常范围中。

普通血压上升时，大家不要急着吃降压药，先可服用平和的绿豆汤。

豆类有补的功效，绿豆还有清通之效。绿豆加防治胃寒的党参就是清补凉，补气又清热，孩子都可服用。

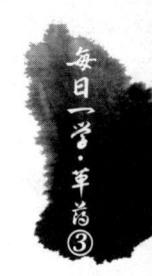

咽喉炎

咽喉炎重因为肺热盛。

治疗严重的咽喉炎，尤其是因怒火上冲咽喉的咽喉炎，不断地以浓绿豆汤为代茶饮服用，患者小便会很通畅。

绿豆汤能够利小便，肺热随小便而排出。初时尿液热烫且黄，服用此方到尿清时可停服。

过度服用凉药会导致手脚发凉、胃吐清水。如治疗慢性咽炎等就是小便清即可停止服药。

皮肤瘙痒

在食用鱼虾蟹后，血中毒浊作怪，皮肤瘙痒感加重，服绿豆汤可以解。

绿豆能清血毒利小便。

珍仔围义诊期间，病人手脚俱瘙痒，我是用绿豆加薏苡仁煮水来治疗。

患者仅手瘙痒，需用绿豆治疗，患者脚瘙痒，便以炒苡仁治疗，患者手脚皆瘙痒，则需两药同用。

绿豆清上焦之火，苡仁利下焦之湿。两药配合，湿热、湿火俱清，痒痛即消。

有个听讲半月的老阿姨正患有这个疾病，按我所说服用汤茶后，当天痒就退去，一觉好眠。她夸赞这个方好吃又能治病。是的，绿豆本就是粮食。

我觉得以后我们可以出本书，书名就是《粮食治病》。

上医用平凡草药就能治病，就像团队里，他能将平凡人也打造成有实力的医生，这就是上医之举。

今天我们要看的这味草药，专产在我们岭南，我很小时就认得它。

蚊虫叮咬

小时候家里将两面针药酒擦涂在患处,用来治疗蚊虫叮咬伤,涂一次肿包就可平下,痒痛消得一干二净。

两面针也是蛇药、跌打药。

它因双面带针,故叫两面针。

牙龈上火

两面针出名到牙膏都借用它的名字。它有消肿的功效,用有它成分的牙膏刷牙,牙龈能退火。

以含有两面针的牙膏涂抹蚊虫叮咬的局部皮肤也可有治疗效果。

叶边有刺的草药皆可消肿止痛,两面针就是叶边有刺之药的代表。

它能散结。平日可用它治疗局部鼓包,发散思维,那么癌症所起的包也可用它治疗。

鼻塞

两面针是辛药,有辛散行气之效。几滴两面针酒滴入鼻腔,它凭借透、钻的特性就可以疏通堵塞的孔窍,治疗鼻塞。

胃痛

两面针性温,能行气,可助胃化食以治疗消化不良的胃痛。

它是我们南方消肿止痛的代表药。

梅核气

两面针消肿止痛,破局部顽结硬结功效好。

一个书店老板,常久坐不饮水,后咽喉痰多吞吐不出,有壅阻异物感,即是妇人的梅核气。是因郁闷与痰结相遇而致。

此前她长期服用胖大海、罗汉果等治疗咽炎的凉茶,前两三

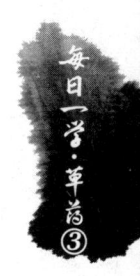

年间有效，现在药效约近于无。

这是因为她曾经咽喉内是软结块，用凉茶治疗有效，而现在结块变硬，服用凉茶就不易有效，此时治疗需用一些带刺的药。

我让她将威灵仙、两面针、胖大海、罗汉果各10克左右一同水煎服用，她咽喉的梗阻感就消除了。

急慢性扁桃体炎

将两面针的根皮打成细粉，粉越细越好，将药粉当作自制喉风散喷到喉咙里即可治疗急慢性扁桃体炎。口腔溃疡的疮口及咽喉肿痛，喷用此药都可消肿止痛。

牙痛

牙痛有牙龈鼓包，需消肿止痛，可在牙中塞入两面针粉治疗。

消化不良腹痛

常见的消化不良、肚子有积疼痛，可将两面针打粉，取2～3克，冲服。两面针消食化积的药效峻猛。

普通积食用鸡屎藤，鸡屎藤身上无刺，依靠其臭浊降浊消积。

消积药与两面针1∶10配合使用，就可有破积之效。

消积时鸡屎藤就类似普通镰刀割草，而两面针就相当于割草机。

它药效霸道，消积破气的力量强劲，故不能过量使用。

腰骨疼痛

老年人腰骨疼痛，走路后腰酸腿胀。最好的治法是涂抹两面针酒，将患处拍红，即可消肿止痛、活血化瘀，缓解局部疲劳。

蛇虫叮咬

外用酒功效非常多，能解毒、排脓消肿、活血，还能变通，也能温中理气、祛风散寒。

两面针所制作的药酒堪称是万金油般的药酒方，功效近乎是全能的。

脚部踢伤，局部蚊虫叮咬发肿，或是极痛的蛇虫咬伤、蝎子蜈蚣咬伤、中毒，这些都可以用两面针治疗。其微弱的毒性人体可以承受。

风湿关节痛

风湿关节剧痛，用两面针粉末2～3克配温酒，服用一杯，就能够起到止痛片的效果。

天气突然恶变，局部关节疼痛难耐，就用两面针治疗。

胸胁胀痛

乳腺炎、胸肋部胀痛，痛不可忍，用两面针加一味可以引两面针到胸肋部的药，如丝瓜络、橘子叶。药引子如同作战的侦察兵，它指引主力直攻要害。

两面针对全身上下里外都有消肿止痛功效。

加胖大海，能消咽喉肿结，治疗吞咽食物有阻塞感。

加橘子叶，散胸肋的结节。

加小茴香，专散子宫肌瘤。

加牛膝，消膝盖骨周围的痹痛。

加姜黄，专除负重后背部酸痛。

两面针加桂枝泡酒，专用于治疗晚间臂膀酸痛凉冷，难眠。用药酒拍打肩背部及手臂，七天后，局部血络被通开，晚上就可安眠。

两面针是带刺的草药，主要功效是消肿破结，它作为将军所向披靡，劣势是对后防粮草扶正的功能不足。

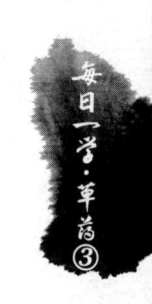

所以病人凡是多次使用跌打药活血化瘀之药，如两面针等，就需配黄芪、党参、牛大力、巴戟天协同治疗。

这四味药气血津液并补，用后局部经络被疏通，患者不会感觉虚，否则患者局部经络骤然疏通，会感觉身体极虚。

崴伤

运动劳作时，脚崴受伤，用两面针泡酒敷于患处，肿痛两天内消除。后再敷上药酒，配以拍打法，就可将瘀滞去除。

两面针能够直接渗透筋骨之中。

要学好一味草药，必须是360°全方位的学习。

两面针温中理气，可以治疗胃部胀满。

它能祛风散寒、散结止痛，以治疗头部风寒、局部包块。

任何局部有痛肿、痒等类症状的疾病，我都可用两面针灵活加减变化以治疗。

学药的人思维要灵活。

靓姐这几天修得路品质很高，但是数量很低，稍缺乏些雷厉风行的猛劲，在这方面仍需提高。

凤仪先生完成任务总能得到东家的欣赏，大家都欢迎他来家中做工，这是因为他懂得"干活不由东，累死也无功"这句话。

他入门见主人家庭院比较粗糙，能了解到东家喜欢工人干活速度快，不用很细致；如果主人家庭院的草、田间干净整齐，就说明这个东家想要的是做细活的工人，即使效率稍低一点也无妨。

如果同敬叔采茶叶，就是踩出粗糙型即可，他要求干活动作快，不重精细。

而与叔公采茶叶，他就要求茶叶得一干二净、做工精细。

药有药性，人有人性，我们要学会望诊察言观色的技术。

学会察言观色，看见家庭的摆设我们就知家庭主人的性格，看到某人行事风格，就知他身体易患什么病。

这些都是望诊方面的知识了。

我们今天就分享到这里，每天都很精彩。

草药小贴士

两面针别名蔓椒、豕椒（《本经》），猪椒、彘椒、狗椒（《别录》），豨椒（陶弘景），金椒（《本草图经》），金牛公、两边针（《岭南采药录》），山椒（《广州植物志》），上山虎、花椒刺、胡椒笋（《广西中兽医药植》），出山虎、入山虎（《陆川本草》）。性温，有小毒，味辛苦。功效祛风，通络，消肿，止痛。治风湿骨痛，喉痹，瘰疬，胃痛，牙痛，跌打损伤，汤、火烫伤。用法与用量：内服：煎汤，2～3钱；研末或浸酒。外用：煎水洗；捣敷、酒磨涂或研末撒。

(1) 治喉闭，水饮不入：入地金牛根，擂烂，用黄糖煮，做成弹子，含化。

(2) 治风湿骨痛：两面针根皮3钱，鸡蛋1只。水煎服。

(3) 止牙痛：①两面针干根3～5钱。水煎服；或研成粉5分，水冲服。②两面针4两，了哥王1两。加入75%酒精500毫升（浸），用棉花蘸药水塞入患处。

(4) 治跌打损伤，风湿骨痛：两面针根1两，泡酒1斤，七天后可服，每次服5～10毫升，一日三次；或用两面针根3～5钱，水煎服。

(5) 治烫伤：两面针干根，研成粉撒布局部，在撒粉前先用两面针，煎水外洗。

(6) 治对口疮：两面针鲜根皮配红糖少许，捣烂外敷。

(7) 治蛇咬伤：①鲜两面针根1两。水煎服；另用鲜根酒磨外敷。②两面针干根研末，每次3钱，开水送服；另取末调米泔水外敷。

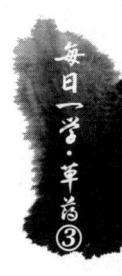

第 59 日
猫须草

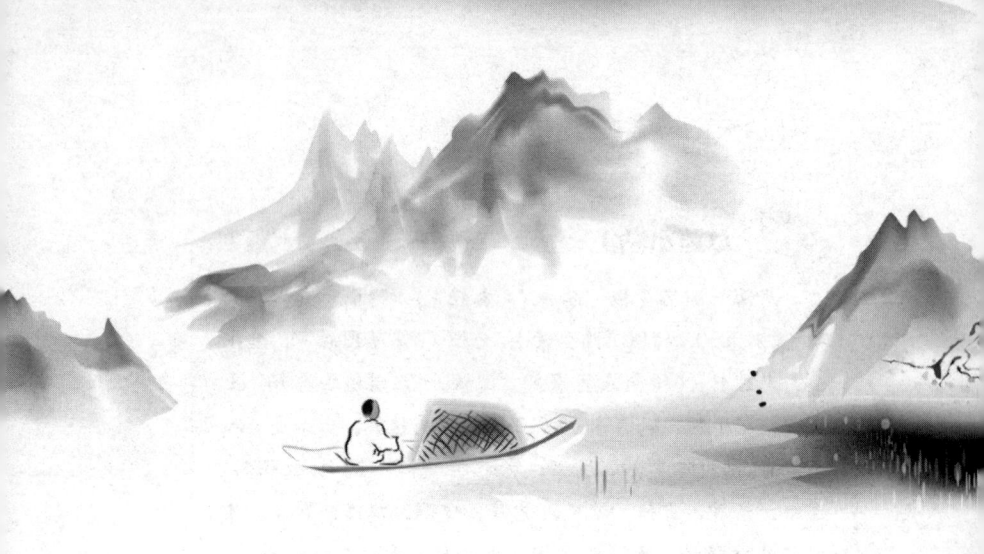

9月24日 阴雨 湖心亭公园

  风雨无阻,我们开始新一天的"每日一学·草药"。

  鲁迅先生曾说,世界上哪有什么天才,我只是把别人喝咖啡的时间用在工作上了。

  我们讲课、读书、写文章要擅长进入状态,别人玩闹休闲时仍要求自己需进步。这就是一种智者的生活方式。

  昨天讲到了两面针。两面针是我在南方能消肿解毒、止痒、止痛的药中见过的最好的一味药。

蚊虫叮咬

  蚊虫叮咬伤,局部肿痛,需消炎时可用它。

  我有时将一两斤两面针在50度以上的高度酒中泡半个小时左右制成药酒,装在小瓶里放在家中备用。

漆痒

有些家里孩子未食用鱼虾蟹之类食物，只是家中更换新家具，孩子与新家具接触后皮肤瘙痒，服用抗过敏药后仍反复发作，如同拉锯。

这是因为漆毒敏感，几个月才可自然恢复。

用止痒神药两面针酒刷涂患处立刻可康复。

金昌叔讲，痒病要用带刺的草药治疗，它既能消肿，又能止痒。

虽然两面针是止痒神药效果好，但不找到病源，帮患者缓解几天，随后又会发作，这就是治病需找病源的智慧。

有对新婚夫妻结婚第三天两个人全身发痒，头面同时肿起。

这属于严重过敏，他们找医生反反复复的治疗，总是无法彻底恢复。后来发现是因为家里结婚的所有家具都是新涂的漆，房中有浓重的油漆味，每日两人都与病源接触。这就像天天将肺放在污染的环境里，吃清肺的药也无用。这对夫妻离开房子，待半年后漆毒消散再回来居住，皮肤病很快就治好了。

有一个朋友也分享了一个治疗漆痒内外兼攻的妙方。从内而治疗，用菜籽油炒饭，提升脾胃的抵抗力；从外治疗，在患处擦涂两面针酒。

行医者家中一定要有药酒，止痛的药酒、止痒的药酒，还有消肿的药酒。而两面针药酒同时具备止痛、止痒、消肿三大功效。

现在科技越发达，人们对美的追求越高而导致越脱离自然，就越会坏事，这也是很多孩子身体不好的原因。

家的装修不一定要很豪华，因为有些豪华装修刷涂油漆需层层相叠，漆味很长时间都退不干净。

另一个新人，也是刚刚装修完搬进新房。没搬新房前，他的睡眠都是一觉到天亮，可进新房后却得了顽固的失眠。

夜里脑中总是很兴奋，安神药、助眠药、清心火药、凉血药

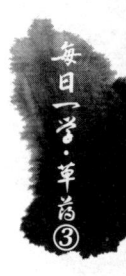

吃了都无效。

直到一个医生得知他家里是用纯樟木的家具，告诉他，芳香让人冲动，他正是因受芳香挥发油的刺激才会失眠。后来换掉了家具，这个患者的失眠也自愈了。

我们老祖宗说晚不食姜，就是因为晚上食用辛香之物会让人兴奋。

上乘的医生就如同侦探，像我们岳美中老先生曾讲过一句话，治病如同理乱丝，用药好像解死结。

要治好病人最快速的方法是同病人在一起生活，其周围环境的致病因素在具有中医养生思维人的眼中一看就能明白。

就像是我们想练好兵，就要与士兵同甘共苦。所以老师要家访来了解孩子，促进交流，医生也要家访来促进对患者病源的了解。

治疗疾病时，我们需要先找来龙去脉，看病的前因后果，之后才能决定处方用药。

食积腹痛

食积肚子痛的患者，可以将捣烂的两面针根与鸡屎藤1∶10配合使用。

普通的积食，鸡屎藤即可治疗，顽固的积滞，两药相配，就能消积化气。

十二指肠溃疡

胃部十二指肠溃疡，每次服1克以内两面针根的药粉即可治疗。这其实就是胃药散。

疼痛剧烈，可外擦药粉同时配以内服治疗。外擦药粉时风寒风邪会被排出，内服可理顺腹中的疼痛。

肠胃气滞

治疗肠胃气滞疼痛，用两面针的根皮打粉，就是上乘的胃炎散，它可以止痛，消胃局部的溃疡面的水肿。

牙痛

牙痛用两面针药酒点几滴在痛处可迅速止痛。

之后我将做好的两面针药酒分给大家，我们学习金昌叔，将药酒常带在身上，以备治疗突遇的难耐痛痒、肿胀。

腰腿痛

治疗顽固腰腿痛，我们用腰三药加两面针。

两面针是开路先锋，腰三药能引药入腰。

黄芪、杜仲、枸杞子、两面针同时使用，可立即缓解腰部疲劳，减轻腰部湿气，提高腰力。

有些人平时身上易痛，有时不便随时吃药，此时两面针加红花就是上乘的跌打药酒。一般跌打药酒都有红花，红花能活血破瘀，加两面针还能略微有麻醉止痛的功效。

用这个药酒配合拍打法治疗腰周围肌肉的疼痛，效果更加好。

关节炎

两面针嚼时用舌头触碰，会感觉到一点凉麻感，这就是止痛的效果。

天气变化而关节疼痛、难以屈伸的患者可以酒送服两面针药粉来治疗。

像昨天突来的倾盆大雨，关节疼痛难忍的人，将两面针1～2克，以酒送服，则血络通，痛肿自消。这是很好的活血通脉，行气止痛小招法。

气滞胸胁胀痛

有些人生气后，胸胁胀满疼痛，这是因为肝在胸胁处，其周围最容易存气。皮球过胀，就需放气。

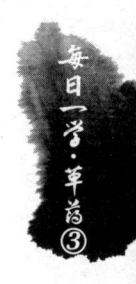

人长期生气，肝部膨胀，乳房就会长结块。这时我们就要用带刺的药以助放气，让身体的气随循环自动排除。

用两面针加橘子叶泡茶，也可加丝瓜络煮水，这些都是通络行气、疏肝解郁的方法。

像皂角刺、穿破石、两面针等带刺的草药，它们疏肝解郁的效果是不带刺草药的好几倍，可治疗所有因气郁所致的凸起。

我一般治疗生气所致局部闷胀，就用橘子叶和陈皮。

但是气郁形成凸起就要用带刺的穿破石、两面针或者皂角刺治疗。

咽炎咽痛

两面针加桔梗能利咽开音，消肿止痛，可治疗咽炎咽痛。

跌打损伤

孩子在学校打架，打得鼻青面肿，回家后家长很生气，教育孩子说不能再打架了。不能打就是正话反说。

像书有《正经》也有《反经》，《反经》就是通过把话说反让读书者觉悟。

有个孩子曾经很爱玩游戏，家长认为直接阻止孩子无用，就给他几百元，要求孩子花完再回家。孩子玩了两天没睡觉后回到家里。

家长问孩子感觉怎么样，孩子说没趣、闷，觉得很累很疲，下次不玩了。

孩子有时比家长都聪明。教育时硬邦邦地阻拦，反而没有用，有时候向相反方向讲话反而能够引起孩子的重视。

孩子打得鼻青脸肿，一身伤。治疗可用两面针酒擦涂患处，可消肿痛，再给他服点活血化瘀的药品。

小孩子一般用丹参，情况严重的加点三七，如此基本上身上的打伤就不会留下后遗症。

🍃 美容

丹参、三七加两面针是美容的绝配啊！

现在好多人会用丹参和三七，但他们不知如果将两面针打粉加入丹参和三七中所制的粉剂止痛的效果强很多倍，且这个搭配活血美容的效果也会增强。

药粉与水调和，就可以搽在脸上可以行气活血淡斑。因为局部的斑就是气滞血瘀的产物。

🍃 虫蛇咬伤

在古籍上记载治疗毒蛇咬伤时可用新鲜两面针的根30克锤汁，以酒送服。

若是没有新鲜的两面针，可用泡好的两面针药酒，擦涂外部伤口，再内服一杯，普通毒蛇咬伤的毒就能去掉七八。

外擦内服同时使用，可以起到麻醉和镇痛的效果。

所以两面针是蛇药也是跌打药。蛇药说明它能解毒，跌打药说明它能活血。

一味药既能解毒，又能活血，它就可以用于癌症肿瘤的治疗。

癌症、毒蛇咬伤都很痛。所以两面针能够治毒蛇咬伤，同样治疗癌症的疼痛时也可以用。癌症到晚期的疼痛，就用这个药酒。

两面针就和大家复习到这里。

有一部书的启发就是源于今天要给大家讲的这味猫须草，它的花须像猫胡须一样。

昨天义诊就有用到猫须草这味草药，它是清热利尿的要药，排肾结石用它可以事半功倍。

猫须草，又名肾菜，入肾和膀胱。

它在我们山里的电站处种有一排，以后我会把它引种到田中，因为有些药店没有这种药，对于这些药店抓不到的奇药，我

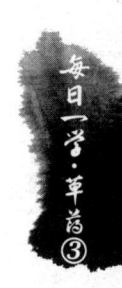

们就要种植一些。

🍁 肾结石

电站一个阿叔有几粒黄豆粒大小的肾结石。他曾服用车前草治疗没有效果。

我说这正好有猫须草，就让他用猫须草煮水加点红糖来治疗。

他服用后反馈说感觉这个方子降火效果强，且没有口苦咽干，当时也不知道结石是否被排掉，他服药一个月出电站后，检查时发现结石没有了。

猫须草治结石真是斧头方。它促排小结石通常时间都比较短。

如果结石太大无法排出，它治疗时间就久一点，辨证治病时间需长一点。

🍁 结石、痛风1

治疗结石还不是猫须草的绝活。

我第一次碰到刘老师时，他和我讲，有些草药的神奇功效远远超出医药书上的记载，超出大家的想象。

刘老师与我们分享了他朋友的案例。他的朋友有严重的痛风，脚上长有一个痛风结石，里面挤出来是白色的硬疙瘩。

而且他这个朋友，还有黄豆粒大小一串一串的尿道结石。

朋友找到他时说医生建议要碎石，问刘老师有没有能用草药治疗的办法。

刘老师给他开了个凤阳方。其中七味药是专攻结石的草药，这个凤阳名牌方中的这七味药配合使用，基本上逢石就能开路。

五指毛桃20～30克，梅肉草20克左右，白茅根20～30克，20～30克牛奶树根以补虚、补脾，使虚累疲乏的身体强壮。

小伸筋草20克左右，用来放松局部结石而绷紧的经脉。

金钱草20～30克，再加猫须草30克左右。

他的朋友服七味药一个月，竟先是治好了曾经痛风药都无法治愈的痛风，脚底的痛风结石消了，再去检查发现尿道结石也被排掉。

后来刘老师受这个病例的启发，之后加这个药方一同治疗痛风，疗效如虎添翼，立竿见影。

我们山里一个学生编了个口诀，读过一遍就能记住七味药。

五梅师太骑白牛，伸手就抓金丝猫。

这七味药都在这两句口诀里，非常好记。

五指毛桃。

梅是梅肉草。

白是白茅根。

牛是牛奶树根。

伸是小伸筋草。

金是金钱草。

猫是猫须草。

大家要学会趣味记剂方歌。记忆就像线，方药知识就像珍珠，线穿过珍珠能将其全部提起，这就是学习的善巧方法。

大家今天已经学会治结石、痛风的民间奇方。

这个奇方是凤阳草医方中相当神奇骄傲的方子之一，若是现如今将其开发，千万元大家都买不到。

古籍上面讲治疗这个肾结石用猫须草配刺菠根或者配两面针。这是将利尿通淋的药配合带刺的药一起治疗。

挑刺要用针，这些陷进脏腑里的结石包块，就像刺扎入皮肤，要用针才能挑出来。

苦刺根或者穿破石、刺菠、两面针中任意两三样，就能将结石挑动。

然后再用猫须草、土茯苓或者车前草将其利下。

虽然挑动了结石，但冲的力量不足以利下结石，我们就得加补气的药。比如以黄芪补足力量，结石就随有力、多量的小便而排出。

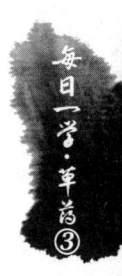

检查身体可以看排尿情况、说话声音和饮食情况。

如果有人讲话像猫叫，食欲不振，排尿无力、量少，一定是身体出现了问题。

这就像河流水不足则无法有力流动。比如刘屋桥如果久不向下游放水，揭阳的河沟就会变得污浊，所以刘屋桥蓄水十天半个月或是一两个月，会定期放渠，污浊就随有力的水流被冲入大海。

河流中没有冲力，泥沙污物无法排走，人如果排尿无力，就是身体出了问题。

所以每天小便就是体检，一旦小便无力或者量少，就是提醒我们到了该休息的时间，不要继续坐在电脑旁看电脑敲键盘，最后甚至无法排尿、尿中毒。

排尿困难

有个广西的患者尿路感染，小便刺痛且量很少。

我让他用猫须草、车前草各1～20克，加黄芪50克，第一剂服用后尿量是平日的双倍，且刺痛感全消了，这就不用再吃第二剂。

这就是中医看患者小便就能用药。

这味猫须草能够治疗痛风、利尿通淋，既是意料之外又在情理之中。

痛风2

排尿畅快，痛风沉淀就会消除得快。

土茯苓加猫须草、白茅根、金钱草、威灵仙这五味药配合就是治疗痛风的神奇组合。

山里有位老人尿酸500多，我用这个药方将他的尿酸降到两百多。

治疗尿道炎、膀胱炎、结石、痛风、胆囊炎、肝部肋胀肋痛的，就用猫须草加青皮、郁金。

如果伴有口苦则加蒲公英，没有口苦就不用加此药。所以为什么我常会问病人口中苦不苦，苦是小苦还是大苦，小苦需加蒲公英，大苦则加龙胆草。

脚肿

很多老年人脚部肿胀，常用治法就是补气利水。

有些人脚肿胀，就像那个毛巾一样，走路拖泥带水，很沉重。

要让毛巾干就需用力拧，而治疗脚肿得补气利水。

老年人多脚肿是因为身体内没体力，如果有体力就能将肌肉里的水像拧毛巾一样拧入膀胱。

我们用黄芪、川芎、党参提高他们的力量，再配猫须草、赤小豆、白茅根或者泽泻来利水。

补气利水，脚肿就退。这是口诀。

猫须草真奇妙，竟还有治疗脚肿的神奇功效。

我们能出本书叫《万万没想到》，这本书就是记录各种草药超出大家常规想象范围的使用方法，比如这猫须草。

明明是治疗尿道结石的药居然能治痛风结石。

明明是治疗骨鲠在喉，加威灵仙又能治疗骨刺。

明明是治疗肝郁肋胀，又能够治疗肚子痛。

而明明是治疗风湿的两面针，居然还能治疗头痛、肿瘤和癌症。

我们讲的这些都是平日大家万万想不到的，常规读书也读不到的草药治疗方法。

今天的分享到这里，更多精彩在明天。

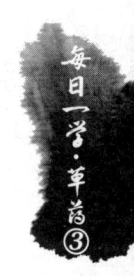

草药小贴士

猫须草又名猫须公、牙努秒。甘淡微苦，凉。清热去湿，排石利水。主治：急性肾炎、膀胱炎、尿路结石、风湿性关节炎。

(1) 治肾炎：猫须草、六角英各30克，水煎服。

(2) 治肾炎水肿：猫须草、白花蛇舌草、车前草各30克，水煎服。

(3) 治泌尿系结石：猫须草30克，接骨消、海金沙各15克，石韦25克，水煎服。

(4) 治胆囊炎：猫须草30克，郁金、青皮各10克，海金沙15克，蒲公英、紫花地丁各30克，水煎服。

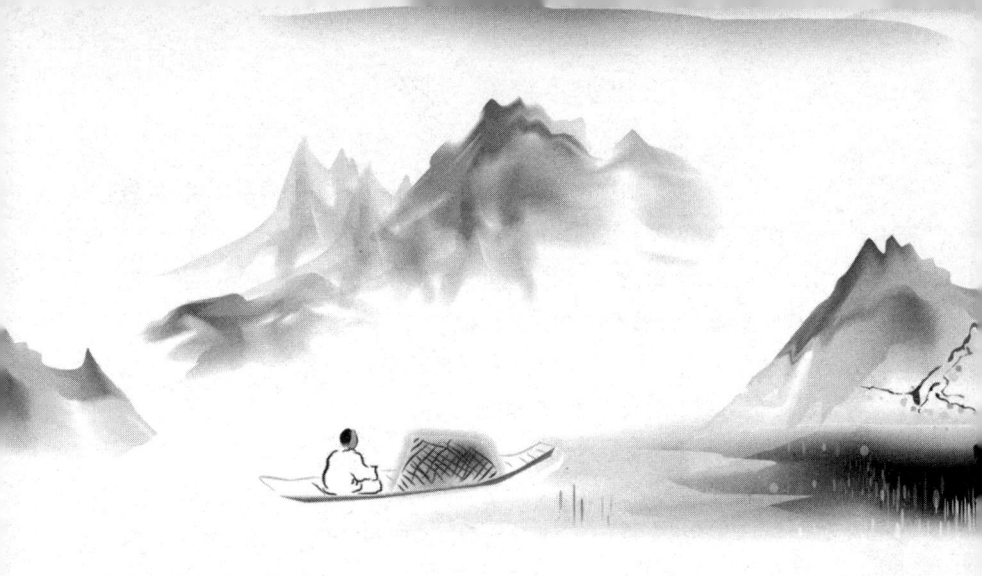

第 60 日
地豆草（假地豆）

9月25日 阴 湖心亭公园

我们今天的"每日一学·草药"现在开始。

昨天讲到猫须草开出的花像那个猫须一样，很好辨认。

它的功效以利尿排石、清热消炎为主，药性比较平和，不会过寒。

我们曾说过睡眠是人体抵抗力第一道防线。

孩子八点入睡，五六点就会准时起。有些人说自己起不来，他们起不来是因为没早睡。

上月有位咽喉炎患者，他说自己以前用凉茶或是消炎药、泻火药服一剂就好了，这次却十几天仍有梗阻感。

询问得知他最近一直一点两点才睡觉。

所有咽喉炎症，一是因为体内火燥火热，二是熬夜，身体熬得冒烟。

我让他提前到九点睡觉。

第一天早睡醒来，他觉得舒服一点，连续早睡五六天，咽喉梗阻感消失了。

从这件事情中，我领悟到了《黄帝内经》讲的冬不藏精，春必病温。夜无沉睡，日必上火。

晚上没有沉睡，白天就容易焦虑焦躁、上火。

最好的消炎药应该是早睡。

炎症

猫须草是消炎药，把炎症通过清热利尿的方法排出体外。

比如治疗肾炎、膀胱炎、尿频急、尿痛、尿带血就是用猫须草配合车前子来利尿消炎。

结石

我们昨天讲了一个凤阳方，由五指毛桃、梅肉草、白茅根、牛奶树根、小伸筋草、金钱草、猫须草七味药组成。

现在大家应该能记得滚瓜烂熟了。一个好的口诀可以帮助我们迅速记住很多东西。

这个治疗结石的方子，不经意也治好了一位患者的痛风，这个疗效是万万没想到的。

我们很多奇迹用药都不是想出来的，而是在实践中被尝试出来。但其中也不能缺少深入地研究古籍。

多看、多用古籍，治病出手自然与别人不一样。

我们将来出一本书叫《万万没想到》，就记录这些超出我们想象的草药功效。

比如常人对车前草通常是停留它利尿通淋、排石的功效上，而想不到在日本却发现它可以止咳；想不到它在五子衍宗丸中能补肾；想不到它还可以降血压。这些都是草药意想不到之效。

胆囊结石

相对来说胆管比较狭窄，胆囊结石比较难排，但是现在，胆囊结石患者越来越多，又因胆囊难排最后连胆都要切除。

今年年初清远一个胆囊结石的患者问我该怎么调治？

我说第一不要吃大鱼大肉。

第二个，千万不要熬夜。

第三，不要久坐。

然后再用猫须草、金钱草、郁金、威灵仙这个胆囊结石的预防方。

大家记住威灵仙是必不可少的，威灵仙骨鲠遇之软如绵。

它治疗骨刺和结石包括痛风方面的疾病都很有效。

古书讲，威灵仙能去胸中痰唾新旧之疾，推胸中新旧之积。去胸中顽痰，结块，而推动那些肚腹里的积滞。

结石块和炎症本来不属于患者身体，威灵仙可以宣风通气将它们推出体外。

这个患者服用这个保健方一个月左右，来复诊时说自己刚开始像黄豆粒一样的结石现在已经比绿豆粒还要小。

这就是这个汤方的消结石之效。

后背痛

石印村有个病人后背痛。诊查发现他肝脉弦硬，偏大，火气也大，这是肝胆堵塞的问题放射性引起后背疼痛，要用疏肝解郁的药。

四逆散加蒲公英、猫须草、威灵仙之类草药。患者服用后背就不痛了。

所以不是所有背痛的治疗都要用祛除背部风湿的药。

这位患者的治疗方中没有一味如姜黄、小伸筋草、防风这类去背部疼痛的药，而全是在治胆部的问题。

这就像读书、挑水、干活要挺起胸，不挺起胸，背部和腰部

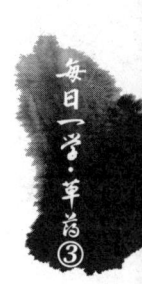

就会受到压迫，压迫久了大脑不能得到充分血液供养。轻则智力下降，重则局部弯曲，血脉压迫，人就会易着急。

坐姿舒展，人的性格都会好一点，因为经脉压迫会导致气血循环不好，如此很多性格障碍就会暴露。

大家干活时至少要会调换姿势，尽量调到最舒适、最能坚持的姿势。

美国人把挺起胸膛看为健康。

英国人把挺起胸膛看为绅士。

德国人把挺起胸膛看为自信的表现。

我们中国人把挺起胸膛看为有骨气、傲骨。

俄国人把挺起胸膛看为阳光。

最近大家都要注意练习挑担姿势，如果没有挺起胸膛，及时调整，否则压迫时间久后，体力都无法发挥。刚开始调整姿势不要怕痛，一定要挺直，坚持下来，日后不断的加重大家也不受影响。

但是如果养成了坏姿势，以后稍微加重，大家就会感觉很累。

挑担姿势要懂得向老农学习，看老农摆放的位置，肩膀怎么受力。

上等的人用眼睛去学习知识。就像中医四诊说望而知之谓之神。

依赖问、切、尝试才能获取信息就落了下层。

以前我在山里学劈柴时，除讨教外，我都在观察最会劈柴的人的动作。

我把他的气场记在脑中，再去劈柴时，就借学了他的能量。

以前我在余老师处干活，有的人穿破石都劈不开。

余老师说我来，便拿起大砍刀劈，还像那个军队一样"哈"地喊出声，正中要害，刀断了，穿破石也被劈开。

当时老师的气势永远记在我的脑海里。我觉得老师给我讲的话，都没有那个气势令我记忆深刻。

这个气势给孩子们的影响是一辈子,这就是挺起胸膛做人,脚踏实地干事。我们要向高处看齐。

当时老师教人很有方法,我们每天熬的药能装两铁斗车药渣。

我们拉药渣需上一个斜坡,这时脚下要坚持用力才能抬动铁斗车,视线不只要看脚下也需注意前方路况,把控好方向。

所以老师说,做人要长时间脚踏实,大概走十步八步时候,迅速抬头看一下有没有撞到电线杆,再继续向上抬。抬头看天的智慧就是人的愿景。

我们因猫须草就可以写一本叫《万万没想到》的书与借金子挖到一个金矿是不一样的。这在于思维的伸张力。

当然,如果没有勤起劳苦、早睡早起的坚持,也无法支撑长久的灵光。

现在很多老年人气虚脚肿,走路上楼梯抬不起腿,有个患者来看病,过门槛都需用手将两条腿拿起来,就好像腿不是自己的一样。

这就是生病了才知道健康的可贵,不能掌控腿脚才知道自由的难得。

昨天有人跟我说,我每次都是到了天黑才让大家回家。

我和他说,饿了才知道饭香,渴了才知道水甜,这是累了困了才知道睡觉的好处。

大家如果保持勤习,劳苦锻炼,未来就断不会腿脚沉重如靴。

男怕穿靴女怕戴帽,女子怕头部肿,男子怕脚肿,一般肿退连续三次,就要进黄土了。

这在我们当地就说是和涨潮退潮一样,来回几次后,就需准备到山上为自己挖坑、看管松树了。

老年人防脚肿,要重用黄芪80～100克,配合赤小豆、薏苡仁、猫须草使用。

肾炎患者一定需加猫须草,心肌炎患者要重用赤小豆。

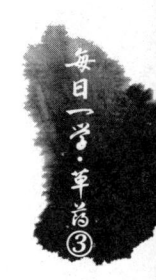

红豆能入心水，赤小豆入肾，可以助心水从肾排走。

而猫须草入肾，可以消除肾内的炎症。

再加丹参、泽泻、川芎、陈皮这些行气活血，补气利水。

这个患者一个月后回来复查，不再用拐杖，手也不用扶门槛、拉自己的脚，自动就迈过来了。

他夸赞说这是神方。

我说，这个方子于他是相体裁衣。

这位患者的脚肿脚胀是因为以前常吃凉物，又长期久坐，而久坐是老年人的慢性杀手。

人对于突然出现的危害，可以迅速回避，但是对于慢性的危害常常无法觉察。

我认为身体要健康就六个字，觉悟高，警惕强。

平日少荤多素，坚持徒步，劳逸适度，遇事不怒，有与此相冲的行为立刻改正，这就是觉悟很高的人。

警惕性强是比如说我知道自己身体出汗后不能碰冷水，即使手出汗黏腻也不轻易洗，知道自己吃凉果后，身体会不舒服，即使朋友再热情邀请，我都拒绝。

大家知道熬夜伤身体，第二天起来会筋疲力尽，就不熬夜。

我们以后写本书叫《筋疲力尽》或者《无精打采》，它与急火攻心是相对的。

因为人就两个病，一是着急，二是疲劳。

开车两种情况易出意外，一种因为太着急，一种因为疲劳驾驶。做人与开车道理一致，警惕性强很重要。

我们今天要跟大家分享的这味草药在我们这很多，它像是田地里的花生一样。

这味草药是假地豆，又叫地豆草。分为开黄花、开紫花两种，紫花的功效比较广泛。

坐骨神经痛

紫花地豆草叫野花生。我最早接触地豆草的功效是与刘老师一起采药时听他所讲。

他说这种假地豆治疗半身不遂,腰骨疼痛、坐骨神经痛效果非常好。

疼痛剧烈的人挖2~3两煮水,加几颗大枣进去,服下迅速就缓解疼痛。

能够达到速治其标的作用。

中老年人卧病在床或者摔伤股骨,股骨头痛之类的疾病,或者坐骨神经压迫疼痛,就用假地豆30~50克煮水加几颗大枣一同治疗。

骨折

地豆草是骨伤药。它的功效有驳骨消肿,属于接骨消肿功效之一。

它能活血通络,又能清热解毒。既能活血,又能清热的草药一般都可以用于骨伤。

因为局部骨伤,有炎症,会肿,治疗时需清热,而此时患处血脉已伤,会堵塞不通,像地震后道路会有无法通过的地方。

这时就要通络活血,用的就是新鲜的地豆草捣烂外敷肿痛就会减轻,局部鼓起就可降平。这是地豆草接骨疗伤之效。

外伤出血

田里割草时不小心镰刀割到手脚,治疗不用必须使用墨旱莲,或者白花臭草,用地豆草捣烂外敷治疗效果就很好。

我们还可以自制止血粉。将地豆草晒干研成粉,装入罐子。

凡是伤痛出血,敷一勺,绑紧,局部既不会发炎,也不会痛。

疮口难收

有些患者局部烂疮不收口,我们要将疮周围的脓毒排尽,即旧的不去,新的不来。局部疮口,排不净毒,新肉就无法长出,

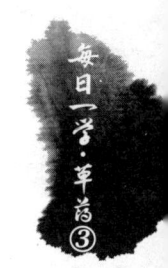

像是鸠占鹊巢，我们得把鸠赶走，鹊才会重新回来。

推陈才能出新，地豆草能推陈消炎肿，它是苦寒的，苦寒清火消炎热。

它又带点苦甘，所以能生肌益力气。

新鲜的地豆草捣烂外洗疮口后，再将其研磨成粉，或者用它的烂叶子捣烂敷在疮口上，疮口炎症很快就会消退。疮口会像打鱼收网一样，逐渐缩小。

局部伤痛不长肉，溃疡，烂口难收，就用地豆草。

咽喉炎

地豆草清热消肿的功效，可以广泛应用到各类炎症，如咽喉炎，用地豆草配射干、胖大海、灯笼草。

如果有梗阻感，加威灵仙，所以治疗咽炎时，我们要问患者有没有梗阻感。

梅核气

我治疗过最严重的一例梅核气，患者吞咽口水都感觉有东西阻挡，怀疑自己可能是喉部长了肿瘤。

我先用半夏厚朴汤四逆散治疗他的痰结，效果不理想，服药后痰结仍在，后加20克威灵仙，患者服用五剂药后，痰结消退。

此后遇到咽喉部有梗阻感的病人，无论汤药是逍遥散，还是地豆草、灯笼草，我都会加20～30克威灵仙，梗阻感就会消退。

胆囊炎肋胀

威灵仙的效果宣风通气，所以胆囊炎肋胀，用地豆草加威灵仙、蒲公英治疗。

尿道炎

我们用猫须草、地豆草、威灵仙治疗尿道炎、尿道狭窄。

肝炎

肝炎用地豆草和穿破石治疗。能吃肉的患者,让其炖瘦肉服用,以恢复肝部体力。

蛇虫咬伤

蛇虫咬伤或者狗咬伤,用地豆草加半边莲捣烂。外敷配合水煎服,可以减轻炎症毒浊。

腿酸沉痛

与痛相关的疾病,比如两条腿酸,就用地豆草治疗。

如果是酸沉、酸软无力则需加黄芪,酸麻沉情况严重则需补气,痛痒难耐者则需活血。

王清任老人家告诉我们,无论何伤所伤气血,周身之气通而不滞,血活而不留瘀,痹通血活何患疾病不愈。

所以无论大家过去有什么疾病,我们通过早起来听讲课,下午通过劳作让气血通畅灵活,手脚温热,这样坚持几个月,就能感觉到体质像好的股票一样节节攀升。

疼痛的用威灵仙、地豆草。

对于病人自觉疼痛而走路有力,就不用考虑其他药,直接用地豆草、威灵仙治疗。

走路既痛又无力的患者,用黄芪、牛大力治疗。

这个是帮大家理顺中医用药的辨证思路。

今天地豆草分享到这里,我们每天都很精彩。

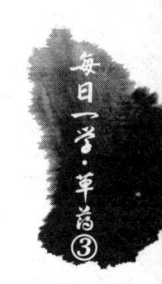

草药小贴士

假地豆,异叶山蚂蝗、田吊子、血筋草、拐仔草、铺地藤、乌蝇羽,味淡,性凉。具有利水通淋,散瘀消肿。主治泌尿系结石,小便癃闭,砂淋,白浊,水肿,跌打瘀肿,外伤出血等。

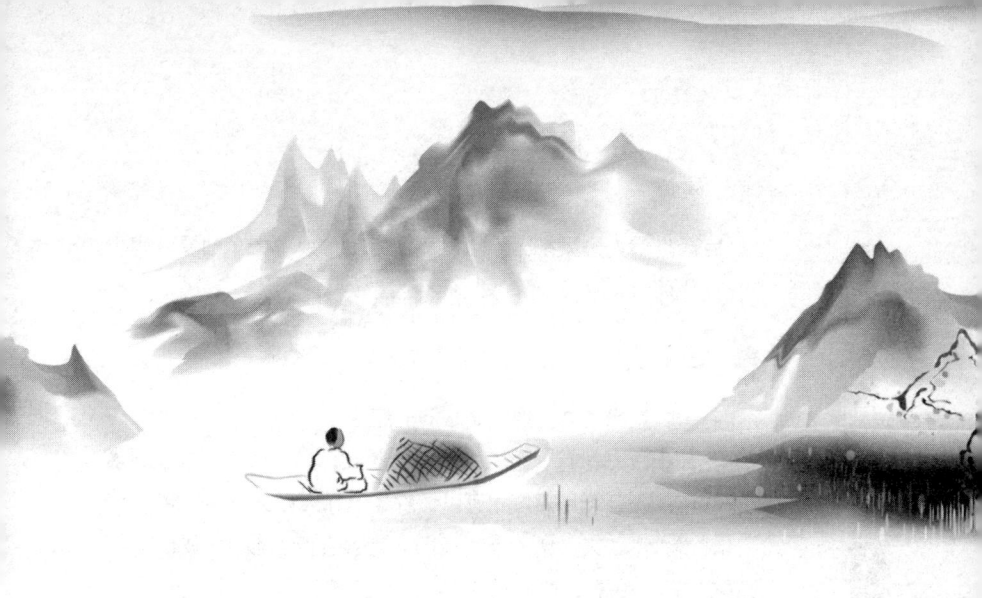

第 61 日
枇杷叶

9月26日 晴 湖心亭公园

昨天学了地豆草（假地豆），这味药能清热解毒、活血化瘀、消肿止痛、疏经通络。要记住，紫花地豆草的药效更好。

咽炎肿痛

咽喉炎可用地豆草加灯笼草，如果很严重的咽炎，必须加岗梅，或者山豆根。岗梅与山豆根味苦，苦寒败胃，不可轻易用。苦到你一喝下去，眉头立马皱起来，但是火大了还非得用它不可。

比如，三村的采药郎中自己得了咽喉炎，连续吃了两场酒席，咽喉炎就犯了。我发现好多疾病都好发在饮食不节之后。

他自己进山里挖了三样草药，岗梅根、地豆草、灯笼草。原本咽喉红肿到吃不了东西，这三味药吃一次病就好了。

尿道炎

尿道炎病人排尿都会赤热疼痛。可用地豆草配车前草、赤小豆,三味药可达利尿、解毒、通经络之效。

胆囊炎

严重的胆囊炎会出现绞痛胀痛的症状。

比如上次二村有一个患者,口苦肋胀,已经确诊为慢性胆囊炎,服用消炎利胆片后疼痛可以缓解,但几天后又出现胀痛。

我说,不如来点猛一点的药物,就用咱们当地的穿破石。

穿破石30克,穿心莲10克,先疏通肝胆经,再加地豆草20克下火气。一般情况祛火药很少与通经络药物同用,但其实消炎加疏经络的药,炎症才会好得快。

选用穿破石、地豆草、穿心莲、威灵仙四味药,肋部胀痛就消失了。一般能通经络的不能消炎,能消炎的不能通经络。而地豆草既通经络又消炎。因方中苦寒之性,要加入大枣。胃寒的人,不可久服以及过量使用。

腮腺炎

腮腺炎可用地豆草、马齿苋、蒲公英三味药。水煎服用,局部包会变小,单用马齿苋蒲公英也会有效果,但加了地豆草,周围硬肿更容易软。正所谓"硬肿逢之软耷耷"讲的就是地豆草。所以跌打伤、局部肿胀,可用地豆草。

比如要治一个脓包。

首先要把脓包的门打开来;再与它战斗,最后把它赶出去。

这三招,不管是长痤疮,还是痈疮都有效。

比如额头周围痤疮的暗斑点,用血竭与凡士林调的粉外用,有一部分人效果很好,有一部分效果不太好。

那我们就换一种使用方式,先把局部拍红搓热,然后再上药就有效果,所以有时候效果不理想,是因为你根本没把门打开,就放了药物。

所以治疗局部肿痛，手法很重要。

以前学医，一入门就要先练徒手按摩法，你必须在没有药的情况下帮助病人推拿按摩，等到手法各方面熟练了，老师才开始教你药材。因此出来的医生是集练功与用药于一体。

借术悟道，借一个腮腺炎。

腮腺炎最简单的方法，是用仙人掌把刺拔掉捣烂了外敷，它首先带刺，能开破，然后仙人掌捣烂以后凉凉地敷上去，那局部的热量就被它吸走了，因此它能清热消肿。但还缺一味能通经络的药物，如冰片或者麝香，这也是金昌叔的经验。

金昌叔曾说过接骨很痛或局部肿胀难以消去时，就可以挑点麝香或冰片拌到药里敷上去，可以通经络以及促进局部代谢。

你假如没有这些药物，那就在周围不断地拍打。

因此我经常建议你们晚上睡前做自我按摩或者推拿，它是可以缓解一整天的疲劳。

当我去读孙思邈《千金方》时，发现老人家教后人推拿13法，就是从头捏到脚，揉揉耳朵，搓搓脸，捏捏手、按按背等，把它搓红、搓热，抵抗力也就因此提高了。

平时下雨前，或身体疲累的时候，你就可以搓红了再去睡觉，身体会恢复得很快，这就是通经络的好处。

所以治疗所有炎症，要先用苦寒药降火，再开破，最后通经络。

这三招金昌叔也曾用于治疗肝炎。

第一，引入肝胆经的药物。可用硬骨龙横穿肝胆。

第二，必须苦寒清火消炎。用金银花或虎舌红清火消炎。

第三，可通达经络，将污浊排出体外的药物。可用白茅根。

这四味药是治疗肝炎的很好的药物组合。

也有好几个患脂肪肝的病人，这个方与四逆散同用，效果很好。

昨天也讲到有个半身不遂的病人，可以用1～2两的地豆草

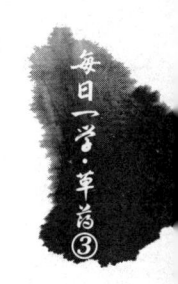

捣烂后煎水，前面吃三五次不加枣，后面你想要继续吃一定要加牛大力、巴戟天、大枣或黄芪。

一本老草药书里写到，凡是用清热解毒药或祛风湿药或通经络药物，病人吃了胃会不舒服，或局部疼痛加重。所以为了防止它痛得更重，我们就要加巴戟天、牛大力、大枣和黄芪。

还有预防流行性乙型脑炎有效的药物有三桠苦、牛筋草和地豆草。

今天要跟大家讲的这味草药，基本上人人都吃过。

这味草药凭借止咳降气化痰的作用名闻天下。

由它制成的止咳水，如蛇胆枇杷叶、枇杷清肺饮、枇杷叶糖浆，效果都很好。

但为什么不是川贝？因为川贝比较稀有贵重，而枇杷叶随处可采，是物美价廉之品。

教你们一个自制枇杷露、枇杷糖浆、止咳枇杷液的办法。

直接用这些刷过毛的枇杷叶，放在锅里熬出水，然后滤过渣之后熬至浓稠，再加进蜂蜜做成糖浆就是枇杷糖浆。

像这种枇杷糖浆啊，它可以治疗各类肺热咳嗽、气管炎、痰多等。

咳嗽痰多

我刚进山那一年，潮汕的朋友开车过来，刚好他抽烟咳嗽。当他们讲雾霾问中医有什么招？那枇杷叶绝对是一个大招。

它能降肺气，可以把痰垢降到大肠去。

我看他老是咳嗽，多痰，痰是黄的或白的。

黄色，难咳的痰，那就一定要用枇杷叶。

枇杷叶，一次用50～80克煮水来服用，吃三次痰就全消了。

他说之前吃清热药，痰不易去。

我说清热药虽然能清热，但不能化痰。而化痰偏偏要枇杷叶。而枇杷叶取类比象，它就用毛能去这些痰垢，它像肺里的一把扫帚，所以给它起另一个名字"肺扫帚"。

所以碰到咳嗽日久痰多，只要是黄色的，就用枇杷叶。

如果是白色的就要用款冬花之类的。

比如在庵背村有一个人，咳黄痰带血，我说只要出血就用白茅根，能凉血止血，所以就用枇杷叶、白茅根两个各30克，后来这个患者服用两个多月后就痊愈了。

如果他再严重咳出血来，就再加墨旱莲。

墨旱莲止血效果好，又能补肾气。

慢性咳嗽

慢性咳嗽日久不愈，有的可以持续1～2年或3～5年。

因为慢性咳嗽都是体虚疲劳，所以要用补药。

上次碰到一个患者，他咳的脓痰很多，我们并没有给他用特别的祛痰之药，而是健脾胃。

所以慢性咳嗽要治脾胃，急性咳嗽就治肺。

用六君子汤加干姜细辛五味子，一切慢性咳痰带青白色，第一剂就有效果。

寒咳就像地里的一潭寒水，太阳出来它就没了。肺里停痰积水，就像心脏阳气不足，脾胃不能运化，只要提高心脾的阳气，肺里的痰水自然会消。

而在草药书上讲，用干姜、肉桂、黄芪、陈皮再加枇杷叶，枇杷叶只需用到3～5克，起到降气的作用（如需清热的作用则要用到30～50克），因此一个补气一个降气，痰就会下去。

呕吐

你们应该平时会碰到那些呕吐的患者，呕吐只要分出冷热就很容易治疗，如果是冷呕、凉呕，一吃藿香正气液就会痊愈。

如果是热呕呢？我碰到一例来自深圳的患者，他喝酒之后热呕，呕出来的东西是酸热的，眼睛也是红的。热呕的话要肺胃同治。降肺用枇杷叶，降胃用竹茹，两个各20～30克，可以治疗

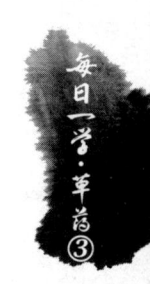

喝酒之后或者生气之后吃饭着急而出现的狂吐症状。

睾丸痛

你们吃葡萄吐不吐葡萄皮？吐不吐葡萄籽？

这些籽、皮都有强大的能量，当你脾胃能消化的时候你吃几个对身体好。

所以你吃这个枇杷，你把枇杷核留起来它也有大效果，可以治疗睾丸痛、腹股沟痛。

比如上车村就一个老人家睾丸痛得很剧烈。

我问，你家里有没有橘子核？有没有荔枝核？有没有龙眼核？龙眼核、荔枝核、橘子核三个，一定要把它们锤碎了，锤成粉末状，放到水里煎。

第一碗喝下去，就很有效果，走来走去都不痛了；第二碗就不用再喝。

若睾丸痛折腾了好几天，就这个三核，加山楂核，它可以活血可以止痛；也可以加枇杷核。这些核类药能够行气破气。

在石头缝里的种子可以冲破石头生长，那人的骨头，它也可以从里面破开。所以一颗小种子力量很大，它能够疏肝理气。而麦芽类重用时力量也很大，可以破开结石。

所以那些生气之后胸肋胀满，用其他药觉得不安全，就可以大剂量地用麦芽，30～50克或100～200克。

比如孩子烦躁，或工作压力大，就可以买豆芽吃，吃了压力就会下去。或者用醋拌豆芽，豆芽可以疏肝理气，醋能降肺、软化血管，脾气就会变小。

之前碰到一个脾气很大的老年人，我说醋拌豆芽。

他说好啊，吃了三天他脾气就没了。然后他说不行了。

我说怎么不行呢？他说不但脾气没了，连骨头都软了。

所以老年人用醋以及疏肝理气的药物时，不可以疏散太过。

因此在治疗骨刺时也可以用一些醋酸。

乳汁不通

通乳汁有很多药物。如王不留行、路路通。

也可以用枇杷叶的根。奶水是往下走的，枇杷叶的根取其象。

肺气降诸经之气莫不服从而顺行，五脏六腑各司其职。肺是人从头到脚的宰相，心是皇帝，肝是将军，脾胃是管粮草的，而肾是水利部长。

枇杷叶有降肺的功能，可以让肺颁布政策，从头到脚降下去。

比如你有结石，或者小便黄赤，不用特别找车前草，可以用枇杷叶，因为肺气要降，膀胱不敢反抗，就会降而利小便。

比如你最近很生气，小便黄赤，吃了利尿药、海金沙之类，没有效果。那是因为没有在源头治疗，你只是在治小便，而有些人小便黄，是因为上面脾气大，下面才黄。

当我们服用枇杷叶之后，他的心性就会慢下来，所以"心急性躁枇杷叶主之"。

因此这个枇杷叶配合王不留行、路路通专治妇人乳汁不通。

今天这个枇杷叶讲到这里，实在是太多精彩亮点，真是一身宝啊。

草药小贴士

枇杷叶味苦，性微寒。能清肺止咳，降逆止呕。主治肺热咳嗽，气逆喘急，胃热呕吐，哕逆，口干消渴，肺风面疮，粉刺。

(1) 治咳嗽，喉中有痰声：枇杷叶25克，川贝2.5克，巴旦杏仁10克，陈皮10克。为末，每服5～10克，开水送下。

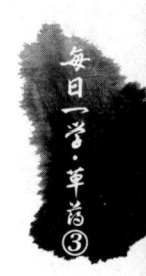

(2) 治肺热咳嗽：枇杷叶9克，桑白皮12克，黄芩6克，水煎服。或蜜炙枇杷叶12克，蜜炙桑白皮15克，水煎服。

(3) 治风热咳嗽：枇杷叶、苦杏仁、桑白皮、菊花、牛蒡子各9克。水煎服。

(4) 治肺风咳逆：干枇杷叶30克，芫荽菜、前胡各15～18克，艾叶5片。水煎，冲红糖，早晚顿服。

(5) 治肺燥咳嗽：干枇杷叶（去毛）9克，干桑叶9克，茅根15克，水煎服。

(6) 治妇人患肺热久嗽，身如火炙，肌瘦，将成肺痨：用枇杷叶、木通、款冬花、紫菀、杏仁、桑白皮各等份，大黄减半。各如常制，治讫同为末，蜜丸，如樱桃大。食后、夜卧各含化一丸。

(7) 治肺气抑逆，痰滞成咳，咳声连发，努气不转，痰逆不出（俗名顿呛）：用枇杷叶（姜炙）、前胡、防风、薄荷、杏仁、桑皮、瓜蒌仁、桔梗各一钱五分，甘草、升麻各七分。水煎服。

(8) 治百日咳：枇杷叶15克，桑白皮15克，地骨皮9克，甘草3克。水煎服。

(9) 治慢性支气管炎，咳嗽气喘痰多：枇杷叶、冬桑叶、车前草、天浆壳、天花粉。水煎服。

(10) 治呕吐：①枇杷叶2片，柿蒂5个，菖蒲6克，桂竹青（桂皮刮下的第二层皮）一把。水煎服。②枇杷叶15克，鲜竹茹15克，灶心土60克。水煎服。

(11) 治老幼暴吐，服药不止者：枇杷叶（净刷去叶后毛，锉碎）二两重，半夏（咬咀，净者）四两重。上件用生姜四两重，切作绿豆大，拌匀，酿一宿，慢火炒令微焦色，以皮纸盛于地上候冷，每服二两，水一盏，煎七分，去渣，空心少与，缓投，可入诸药内同水煎服亦效。

(12)治小儿吐乳不定：枇杷叶一分（拭去毛，炙微黄），母丁香一分。上件药，捣，细罗，为散，乳头上涂一字，令儿砸便止。

(13)治温病有热，饮水暴冷哕：枇杷叶（拭去毛）、茅根各半升。上二味切，以水四升，煮取二升，稍稍饮之，哕止则停。

(14)治热病烦渴、饮水过多，时有呕逆方：枇杷叶二两（拭去毛，炙微黄），茅根（锉）一两，葛根（锉）一两。上件药，捣筛为散，以水三大盏，煎至一盏半，去滓，不计时候，分温三服。

(15)治五噎：枇杷叶（拭去毛，炙微黄）50克，陈皮（汤浸，去白瓤，焙）50克，生姜25克。上件药，都以水二盏半，煎至一盏半，去滓，不计时候，分温三服。

(16)治霍乱吐利不止：枇杷叶（拭去毛，炙）、桂（去粗皮）、厚朴（去粗皮，姜汁炙）、陈橘皮（去白，焙）各半两。上四味，捣罗为粗末。每服二钱匕，水一盏，入生姜三片，煎至六分，去滓热服，不计时候。

(17)治霍乱，心烦懊恼不得安卧：枇杷叶（拭去毛）一分，芦根（洗，焙）三分，人参一分。上三味，粗捣筛。每服五钱匕，水一盏，入薤白五寸，煎至一盏，去滓，温服，有顷再服。

(18)治慢性肾炎、膀胱炎及尿道炎，小便淋涩或不利：用枇杷叶、车前子、甘草，水煎服有效。

(19)回乳：枇杷叶（去毛）5片，牛膝9克。水煎服。

(20)治夏季小儿皮肤热疮如痱疹、热疖等：用枇杷叶煎汤作浴剂，每日1～2回，有治疗和预防之效。

(21)治面上生疮：枇杷叶，布擦去毛，炙干，为末，食后茶汤调下二钱。

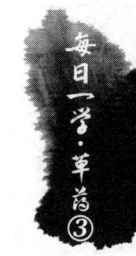

(22) 治鼻赤：枇杷叶（去毛）、大山栀、苦参、苍术（米泔浸炒），各等分为末，每服一钱半，酒调白滚汤咽下。

(23) 治肺风、粉刺、鼻齄，初起红色，久则肉皰发肿者：枇杷叶（去毛刺）八两，黄芩（酒炒）四两，甘草一两，天花粉四两。共为末，新安酒跌丸，桐子大。每服一钱五分，食后并临睡白滚汤、茶汤俱可送下，忌火酒、煎炒。

(24) 治翻花痔：枇杷叶（蜜涂炙燥）为末，乌梅肉（焙燥）为末，和匀，先以痔洗净，次以药敷之。

(25) 治衄血不止：枇杷叶，去毛，焙干末之，茶调下一二钱，日三服。

第 62 日
枳 实

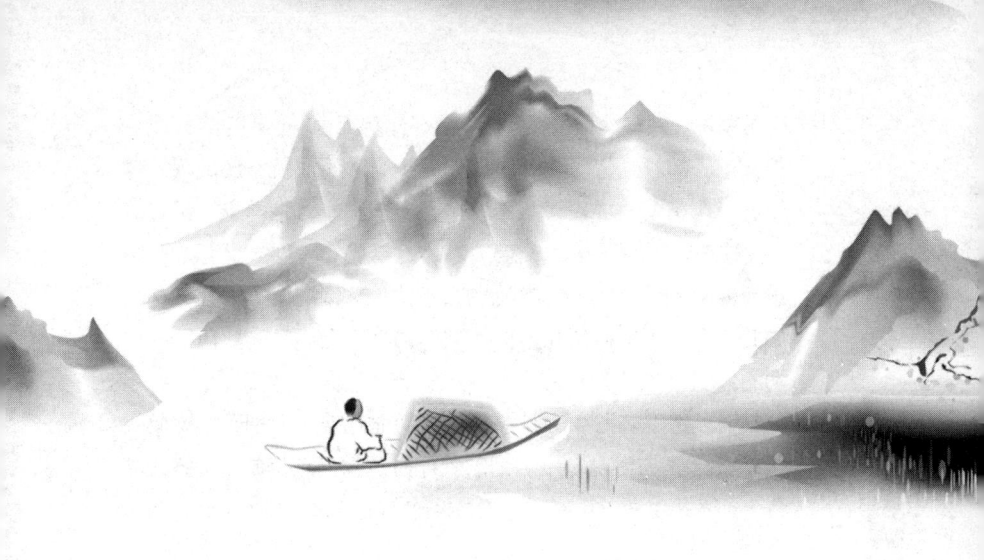

9月27日 晴 湖心亭公园

今天"每日一学·草药"开始了,早上起来听到鸟鸣声,新的一天开始了。上节课讲到枇杷叶,它能化痰止咳降肺和胃。

咳嗽痰多

曾经有一个心脏病的患者去医院就诊,唇色紫暗,肺部都是痰浊,呼吸气促困难,吃了救心丸也只能短暂缓解症状,但肺部仍有脓痰。

于是中医用大量的枇杷叶配伍普通剂量的丹参、菖蒲和槟榔四味药水煎服,才吃第一剂,痰水就全部由膀胱排出,服用几天后,心脑血管以及肺部疾病都有很大改善。

昨天看了一篇报道,马云讲,未来进军私立幼儿园、旅游产业、绿色饮品、中药、中草这五个行业一定会赚得钵满盆满。所以雷军说，他输给马云就四个字——顺势而为。这四个字好多人都知道，都想顺势而为，但为什么没有一番成就？那是因为你们没有像雷军一样破釜沉舟的勇气。雷军一度把司机、保姆辞退，住在简陋的研究室，专心收集大众对手机的要求，然后开始重新创业。因此人只有到了危机时刻才能将潜能爆发，修学亦是如此。你拿不出掉到井里往外钻的力气，是不可能获得很大成功的。

所以这个药方中，丹参、菖蒲活血化瘀，枇杷叶、槟榔降气化痰。《痰瘀学说》中提到的治疗方法主要是化瘀、化痰或补气。补气是生新，化瘀、化痰是推陈，正所谓"推陈生新，何病之有"。

肺热咳喘

比如上次下田村的病人肺部燥热，咳喘、尿黄、肺部痰浊较多，要用四逆散加枇杷叶、槟榔、丹参、菖蒲、陈皮、炒麦芽，其中，枇杷叶重用30～50克。服用后咳喘症状消失，尿液变清。该方也同样适用于长期抽烟喝酒导致的肺热痰喘。

枇杷叶的整片叶子都是毛，这些毛就是痰浊塞肺的克星。

治疗肺热咳嗽、秋燥咳嗽，可以用枇杷叶加蜂蜜，一降一润，枇杷叶降其浊，蜂蜜养其真，因而润肺降浊。蜂蜜是五脏六腑的润滑油，既可润肠通便又可润肺止咳。

呕吐

枇杷叶可以治疗呕吐。喝酒抽烟之后的呕吐，可用枇杷叶竹茹水煎服，起到降逆止呕的作用。

急性支气管炎

急性支气管炎，甚至咳嗽带血，可用枇杷叶、白茅根、墨旱莲三药水煎服，白茅根可入肺，能将痰浊从小便出，墨旱莲可止血。

枇杷的果实也是药，可治疗疝气、淋巴结结核等。

之前一个肾虚的病人一不小心吃了种子类药，觉得心中郁闷；一吃五子衍宗丸就会腹泻，这都是因为种子能破解。如果将五子衍宗丸炒过后食用就不会出现腹泻。因为经过翻炒后都变成了食物，破解之力就消失了。因此核类药炒热后再煮水，可适用于出现肝气郁结但脾胃虚寒的患者。

失眠

去年潮汕的朋友说他经常失眠，睡不着觉，只能吃安眠药。我说不用，你只要吃酸的东西就能够睡个好觉。

因为脉比较快适合吃酸味；脉比较弱适合吃甘温补的药物。

于是就让他每天吃几个枇杷，当天晚上就没有失眠。这是因为酸味的药能定神，能让人安静下来。如果孩子经常多动，就可以试试这两种：枇杷和黄皮，它俩都是酸味的。

而且酸味还可收敛涤污脓，有助于排便、排浊。比如吃了柚子，大便会很通畅；肠间燥热者，吃了就可收敛涤污脓。

学到枇杷叶就要学到五脏。

枇杷叶治病是居高临下的，相当于给五脏六腑下一场甘露雨。如果脏腑燥热出现青春痘、骨蒸潮热，可用枇杷叶配地骨皮。金水相生，枇杷叶降金，地骨皮生水，降金生水，金水相生之后，人就会全身清凉。煎煮时可再加点蜂蜜。我们编写的《童书版中医》里提到多动急躁用枇杷叶，懒惰不动用黄芪葛根。

今天我们看下一味草药，严格来说它已经是果实了，因它能破除胸中梗阻，也叫"破胸锤"。它也号称通七冲之门，就是它可以疏通全身七个狭窄之处的堵塞，它的名字就是枳实。

我们一般都用枳壳，因为枳壳力量会缓和一点，而枳实更擅长宽中下气，正所谓"枳壳缓而枳实速也"。

梅核气

它擅长降气化痰。

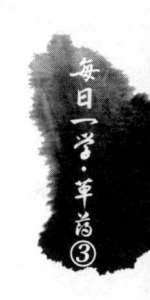

有痰凝结在咽喉，吞不下，吐不出，可用半夏厚朴汤加枳壳30克，咽喉脓痰就会下去。

比如北山中学的一个老师咽喉有脓痰，吞吐不利，我用半夏厚朴汤加枳壳、桔梗、木香，其中枳壳30克，桔梗5克，他吃了三剂，痰结就消掉了。

他说，为什么吃凉药，咽喉的硬结消不掉？

我说，凉药可以清火，不能化痰。

像咽喉炎喝凉茶可以降火，但若火降得太剧烈，由于冰伏热邪，局部的痰浊也会停滞不移。

所以要用半夏厚朴汤行气化痰。

胸部胀满

生气之后胸中胀满，可用桔梗配枳壳，桔梗利胸膈中逆气，枳壳理气宽中。

草药书上讲到：膈上不宽加枳桔。所以这两味药可治心胸狭窄。也可再加一点点木香，因木香煮出的药味很清香，行气作用强，吃了它，胸中之气就会往下排。

所以这三味药各10克。

如果患者胀满比较严重，枳壳要用20～30克。

如果是年轻人生气后面红耳赤，可将枳壳换成枳实20克，服下后，脾气会暂时消下去，但若性格不改，之后也会复发的。

便秘

古人讲胸满用枳实，腹满用厚朴。

一般人腹满之后会出现胸满的症状。所以长期便秘的人，有一些人脾气也是很不好的，肠子一通，脾气也就消了。

曾经一例老人出现大便不通、腹部胀痛，我用四逆散加枳实、厚朴、大黄，枳实10克，厚朴10克，大黄3克。

第一剂药服过后，大便就通了，以后也恢复正常了，所以用大黄、枳实、厚朴治疗食积便秘，效果是很好的。按照张仲景

《伤寒论》讲，这就是承气汤。

腹痛

治疗妇人产后腹痛、腹痛胀满、腹部绞痛或月经期间痛有很多好方子，之前讲到小茴香、枳壳配当归，就可以入血分止痛。张仲景治疗腹痛，曾用枳实配芍药，效果很好，因为芍药擅于止腹痛。腹痛用芍药，腹胀用小茴香，如果腹部胀痛要用小茴香、芍药和枳实。小茴香的力量比较小，而枳实破的力量比较强，所以痛到局部有硬结时要用枳实。

食积

现在治疗小儿百病要先消食，有好胃气就有好身体。

上次遇到一个孩子，舌苔厚腻很重，他就是以零食为主食，青菜米饭没味道就不吃，日久导致肠道堵塞，身体不通透，脾气也就很臭。

身体经脉真正通畅的人，脾气是不会很坏的，若你最近觉得脾气很差，别急着吃药，坚持锻炼疏通经络，清淡饮食，二便通畅以后，脾气自然会变好。

用四逆散加枳实、苍术、山楂，可消食、健脾、下气。苍术可以祛湿，山楂能够消融宿食。但这三味草药为什么要加四逆散？因为孩子已经出现因食积腹痛而引起情志方面的症状。

这个小方子还可以用于减肥，尤其赘肉比较多的肥胖。

若身体水湿多的用五苓散来减肥；赘肉多的，要用保和丸消食化积的思路来减肥。这是中医的同病异治。

中气下陷

在山里的时候治疗一例子宫脱垂的患者，病人50多岁，已经服用过补中益气丸，刚开始吃有效，后来吃就没有效果。

于是在补中益气汤加30克枳壳。但枳壳不是降气的吗？她本身就已经脱垂了，这就体现了"欲升先降"。要先让肠道里的

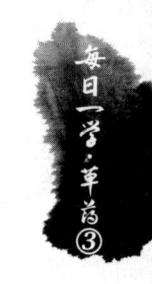

郁气排下去，再用补中益气升提。比如投篮，你得微微下蹲一下，然后再跳起来，那弹跳力就会很强。所以你若只是一味地升，升不起来，先降才能升起来。

所以不管是胃下垂、子宫下垂，补中益气汤加 10～20 克枳壳，服用后子宫会收缩，胃会升提，效果很好。

所以世间很多事情啊，你要懂得以退为进。

手把青秧插满地，低头便见水中天。

身心清净方为道，退步原来是向前。

但好多人都不理解，为什么我要躲在这个小山村里，我觉得这里才是养大材。所以看似我们在退，其实这就是进。

我和大家再讲一个故事。

有两个作家，两个人都是好朋友，一个已经是作家协会会长兼大学教授，经常出席各类书画、签售活动、一些大型的文艺汇演及各类文学会议，活动多得不计其数。另一个什么头衔都没有，边仗剑走天涯边创作。最后前者作品质量下滑，不断被后生超越。而后者的作品越来越大气，被更多人知道，而他没有职称，却写出世界最畅销的书。

所以这就叫枝密者果少，枝疏者果多。

我们今天就分享到这里。

草药小贴士

枳实味苦性寒，破气消积，化痰散痞。用于积滞内停，痞满胀痛，泻痢后重，大便不通，痰滞气阻胸痹，结胸；胃下垂，脱肛，子宫脱垂。

(1) 治卒患胸痹痛：枳实捣（末），宜服方寸匕，日三，夜一服。

(2) 治伤寒后，卒胸膈闭痛：枳实，麸炒为末。米饮服二钱，日二服。

（3）治痞，消食，强胃：白术二两，枳实（麸炒黄色，去瓤）一两。上同为极细末，荷叶裹炒，饭为丸，如梧桐子大。每服五十丸，多用白汤下，无时。

（4）治胸痹心中痞气，气结在胸，胸满胁下逆抢心：枳实四枚，厚朴四两，薤白半升，桂枝一两，栝楼实（捣）一枚。上五味，以水五升，先煮枳实、厚朴，取二升，去滓，纳诸药，煮数沸，分温三服。

（5）枳实治积冷利脱肛：枳实一枚。石上磨令滑泽，钻安柄，蜜涂、炙令暖熨之，冷更易之，取缩入止。

（6）枳实治产后腹痛，烦满不得卧：枳实（烧令黑，勿太过）、芍药等份。杵为散。服方寸匕，日三服。并主痈脓，以麦粥下之。

（7）治少小久痫淋沥，水谷不调，形羸不堪大汤药者：枳实二两。治下筛。三岁已上饮服方寸匕，若儿小以意服，日三。

（8）治肠风下血：枳实半斤（麸炒，去瓤），绵黄芪半斤（洗，锉，为末）。米饮非时下二钱匕，若难服，以糊丸，汤下三五十丸。

（9）治奔豚气痛：枳实炙为末，饮下方寸匕，日三夜一。

（10）枳实治妇人阴肿坚痛：枳实半斤。碎，炒，令热，绵裹熨之，冷即易。

（11）治大病瘥后劳复：枳实（炙）三枚，栀子（擘）十四个，豉一升（绵裹）。

（12）枳实治风疹：枳实以醋渍令湿，火炙令热，适寒温用，熨上。

（13）治两胁疼痛：枳实一两，白芍药（炒）、川芎、人参各半两。为末，空心姜、枣汤调二钱，服酒亦可。

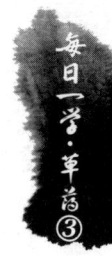

(14) 枳实治小儿头疮：枳实烧灰，猪脂调涂。

(15) 治大便不通：枳实、皂荚等分。为末，饭丸，米饮下。

(16) 枳实治伤湿热之物，不得施化而作痞满，闷乱不安：大黄一两，枳实（麸炒，去瓤）、神曲（炒）各五钱，茯苓（去皮）、黄芩（去腐）、黄连（拣净）、白术各三钱，泽泻二钱。上件为细末，汤浸蒸饼为丸，如梧桐子大。每服五十九至七十九，温水送下，食远，量虚实加减服之。

枳实与厚朴均能治食积便秘，去有形实满，又能治湿滞伤中，散无形湿满。然枳实苦降下行，气锐力猛，尤善逐宿食，通便闭，以治实满为优，枳实生用气锐，炒用力缓。厚朴苦温燥湿，散满力强，又长于燥湿化痰，以治湿满为优。

厚朴与枳实行气导滞常配合应用，但厚朴苦辛性温，行气力缓，长于燥湿散满，且能下气平喘；枳实味苦性寒，破气力强，长于化痰除痞，且有消积导滞作用。

枳实与枳壳皆为果实，因老幼不同而区分，两者功效略同；但枳实力强，枳壳力缓；破气除痞、消积导滞多用枳实；理气宽中消胀除满多用枳壳。

第63日
溪黄草

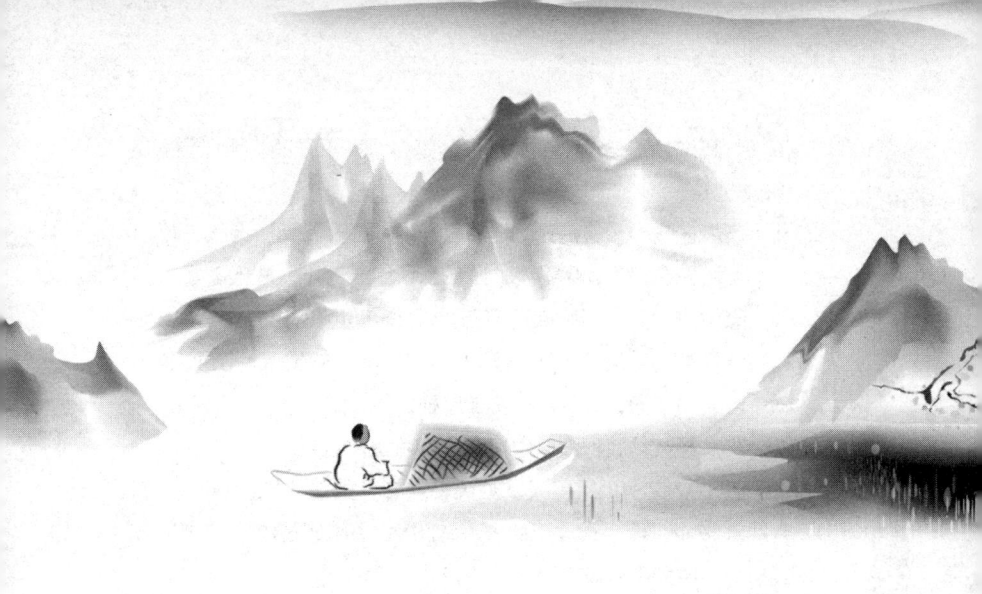

9月28日 晴 湖心亭公园

今天"每日一学·草药"开始了,昨天讲了枳实、枳壳,它们的功效是宽中下气。

我以前拜访过一个老先生,他的汤方里总会加3～5克或8～10克的枳实、枳壳,他说不管是闷气、食气、忧伤气、怒气、小气、恶气、痰气、岔气以及经络打伤瘀血气,它们都可以赶下去。有个名方叫枳实导滞丸,身体经络管道、肠道阻滞之气均可被它导下来。

🍁 胀痛

上次有一个患者吃了六君子丸,还有些胀,我加了3～5克枳实、枳壳,就不胀了。所以它可以化解补益药的胀腻之气,因为它能宽中下气。前段日子有个患者问到,为什么说他这么容易生气？我说，不是这些事情惹你，是你心胸不开阔。所以要服宽中的药。

痰堵在胸中，用枳壳配桔梗，二者堪称升降胸中大气二药。

食堵积在胃里，用枳壳、陈皮，留得久一点，效果更好。

腹中有积滞，若腹痛用芍药，单一芍药缓急止痛效果好，但是下气排浊的效果还不够，所以芍药枳实两味药治疗腹痛、腹胀满；若大便不通，腹胀用枳实加厚朴；

若痛经或盆腔积液，用枳壳、小茴香、当归；

若子宫脱垂，用枳壳、黄芪、升麻，黄芪补气，一升一降；若肋部胀痛，延胡索、川楝子入胸肋部，所以用金铃子散加枳实或枳壳，胸肋部胀满就会排下去。

而且现代研究发现，枳壳枳实这两味药能够使狭窄的胆管、尿管变大、变宽。

出现胃下垂脱肛、子宫下垂等症状，为何还用枳壳？因为它能将体内滞气排尽，然后提升清气。

枳壳枳实也能加快肠道蠕动，这个是我亲自试过的。

脏器脱垂

有一位老年患者脱肛很厉害，每次大便后都要用手把肛门送进去，这个现象在老年人里很常见。他经常爱喝凉茶，凉茶易往下。我用补中益气汤，黄芪用到120克，枳壳、枳实各10克，吃完第一剂，就明显感觉肛门回收，十剂吃完后，症状明显缓解。

有一个老师傅在路上走，他发现旁边的游客走得好辛苦。

为什么你这么老走得比我还轻松？老师父说，你肩上的负担太多了。所以你看一个人他的背是弯的，并不是他骨不好，而是在长期心理压力负担太多。这时候要给他通肠、排浊来减负。

所以你之所以走得很累很慢，是因为你的杂念压力太大。

你现在边走边捡沙子试试。

他说，这些杂念怎么会影响到我的脚？

后来他走了2000步就走不动了。

一个杂念虽然能量小，但是你每分每秒的杂念堆积起来，人就会难以承受。

我们昨天讲修学，你拿不出掉到井里往外钻的力气，就不可能获得很大成功。什么叫掉在井里往外钻？就说你掉到井里，不会想其他事情了，只想我怎么先出去再说。所以成就不属于聪明人，而属于专心人。

我们再看枳壳，既能破气，又能化痰。

之前有一个人，吸烟喝酒很严重，胸部都是痰浊，吐不干净。

我用二陈汤加枳实、枳壳、四逆散。三剂药就把他胸中的痰排净，半夏茯苓化痰，枳实、枳壳破气，四逆散宣通。

"人身无导上之痰，天下无逆流之水。"

古人擅治痰者提倡不治痰而治气，"气顺则痰消"。所以枳实枳壳化痰，是以顺气为主，气顺了，痰就下去。你也会发现很多人生气后，痰声就冲上咽喉。所以四逆散枳实枳壳合用可以治疗生气后痰多上逆证。

今天我们要讲的这味草药在南方很有名气，很多旅游区都有专卖，这味药它也叫清肝猛将。

前三天有个病人，他吃油炸花生米后眼睛红痛。

眼睛红痛、发黄和血丝布满，平常重用蒲公英、桑叶、夏枯草或夏桑菊或白蒺藜木贼草蒲公英都有效果，但他的尿是黄赤的，脾气也比较大，需要用一味能够清肝的猛将，它就是溪黄草，因此经常发火，眼睛、脸面发黄，甚至肝炎都可以用它。

肝炎

溪黄草是当地治肝炎的名药，对于病毒性肝炎、胆囊炎效果好。

有个案例是我在跟师期间，治疗急性肝炎必用的一味药就是溪黄草，它可以降转氨酶，也可以排肝部湿毒。我的一个初中同学得了肝炎，指标大三阳，然后他就找到草医郎中，草医郎中让他服用治疗肝胆疾病的药丸，里面有溪黄草，连续吃了一个多

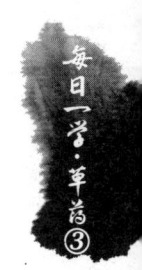

月，大三阳转为小三阳，转氨酶也转为正常。

　　古籍上记载，只要是肝胆火气，面黄、眼黄甚至身黄的，用三味药：溪黄草、田基黄和茵陈。它有一个黄字，能退黄，身体尿黄赤要用它，但记住尿太清澈时不能用它，因为它毕竟是凉药。

　　空调寒霜对于燥热的人来说就像解暑的清凉风，但是对于已经很冰冷的人来说，就是伤人的暗箭。所以有些人说，这个药有毒。其实不是有毒，是你没有在适当的时候用它。

　　黄疸型肝炎用溪黄草30克，栀子20克，金银花15克。

　　转氨酶偏高用溪黄草30克，五味子15克，蒲公英20克。

　　你们发现有些人生完大病以后，身体弱，而且面色蜡黄，并且那层黄色退不了，一是因为虚弱，二是因为瘀血。所以用五指毛桃配溪黄草煮汤，既补气通经络，又退黄，专治病后体弱，气息黄浊。

　　我在龙山时，就发现有山民喜欢在水沟边种溪黄草。

　　有一次一个外面的人进来，他说这些溪黄草能拔吗？

　　我说没问题，你可以拔，我们平时用得很少。

　　然后他就拔了一大半，我问他拔这个草去干什么？

　　他说，我家人肝炎做了手术以后，整个人脸色都发黄，肝部的浊水排泄不干净，医生就用黄芪、党参加溪黄草、田基黄一起煮水，喝后脸上的黄色就慢慢退下来，黄肿最后也退得干干净净。

　　所以如果是体虚发黄，颜色灰暗，要记住加参芪；如果不是体虚发黄，颜色是很鲜亮的，就用溪黄草、田基黄和茵陈；亮跟暗要辨虚实，亮一般是实证，而暗一般是虚证。

乳房痛

　　妇人乳房痛得很剧烈，一是经络不通，二是有炎症。

　　经络不通可以用酒；而炎症要用溪黄草。

　　取溪黄草新鲜的叶子12片，直接捣烂了加在酒里，服用，碎渣就外敷在疼痛的地方。

🍁 跌打损伤

溪黄草也是跌打损伤药。

小孩子相互打架，打到胸肋部，总是隐痛，摘五片溪黄草，放到嘴里嚼烂，再喝杯小酒，就不痛了。所以溪黄草可以治疗胸部瘀血，借酒来活血行气，溪黄草来排毒素。

古人治跌打损伤首用的就是风药，能够透散；其次用大黄，能活血化瘀、降肝火、排毒。凡是被打伤的都跟肝有关。肝主疏泄，你被打伤了，它不能疏泄，所以要清肝毒，而溪黄草就可以清肝毒。

前些日子碰到有些患者咳嗽带血，当时我们只用了墨旱莲就治好了。其实如果用溪黄草一样有效果，咳嗽带血用溪黄草20～30克，水煎服，若血色鲜红就加点通便药，效果会更好。

凡是跌打损伤，如果总是治不好，一定要用小孩子的尿与溪黄草同服，不管是毒热，还是瘀血都会痊愈。

🍁 中暑

夏天很热容易出现中暑、腹痛，这时直接拔溪黄草煮水，暑热一消，肚子就不痛了。

🍁 风湿热证

曾遇到中老年人膝关节发热，发凉的叫风寒湿，发热的叫风湿热。风湿热证关节疼痛、发热，用溪黄草20～30克，加威灵仙15克，水煎服用。威灵仙既能强腰膝通经络，又能祛风；溪黄草能够排湿热，所以该方能祛风湿热。

因为风湿关节热痛用溪黄草，血热也用它，于是它还有别名叫血见愁，又叫血风草。

我们今天的草药讲到这里，溪黄草最厉害的还是治疗肝硬化、肝癌引起的黄疸或腹水，它的疗效是一般药物难以取代的。

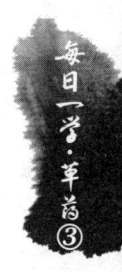

《九死一生》《死里逃生》或《死马当活马医》书籍上面讲的草药，都有讲到大病恶病里面药物如何使用。

今天分享到这里，精彩在明天。

草药小贴士

溪黄草，味甘苦，性凉，能清热利湿，凉血散瘀。治急性肝炎，急性胆囊炎，痢疾，肠炎，癃闭，跌打瘀肿。

(1) 治黄疸型肝炎：症见皮肤及巩膜黄染，恶寒发热，乏力，纳差，肝区隐痛，肝脾肿大，小便发黄，舌红苔薄黄，脉弦滑。

(2) 治急性胆囊炎：症见恶寒发热，右上腹疼痛，牵及右肩背部，口干苦，恶心呕吐，或伴大便干结，或伴腹泻，黄疸等。

(3) 治急性黄疸型肝炎：溪黄草配酢浆草、铁线草，水煎服。

(4) 治慢性肝炎、早期肝硬化：田螺500克，溪黄草50～100克。田螺养水中2～3天，使其排尽污泥废物，然后将田螺尾部敲去少许，与溪黄草50～100克，同煮汤服食。

(5) 溪黄草治急性胆囊炎而有黄疸者：溪黄草配田基黄、茵陈蒿、鸡骨草、车前草，水煎服。

(6) 溪黄草治湿热下痢：一溪黄草鲜叶，捣汁冲服；二溪黄草配天香炉、野牡丹，水煎服。

(7) 溪黄草治癃闭：鲜香茶菜100克，鲜石韦、鲜车前草各50克。水煎服。

第64日
莲

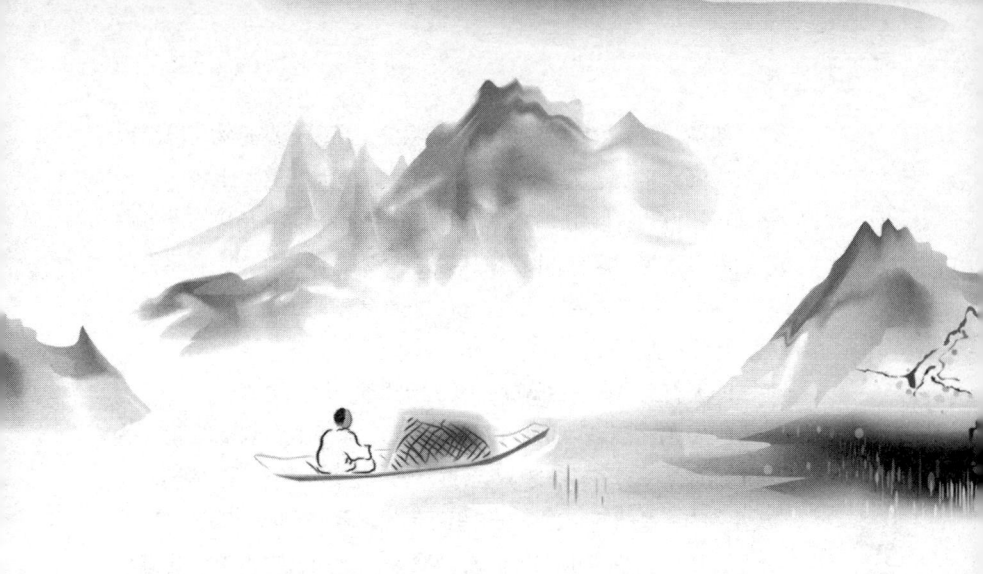

9月29日 晴 湖心亭公园

"每日一学·草药"昨天讲到溪黄草，它能利胆退黄、清肝解毒、利湿凉血。

🍃 肝热炽盛

肝部血热炽盛就用溪黄草。"肝热溪黄草，肝郁穿破石"。所以穿破石配溪黄草可以治疗肝囊肿，通肝、舒筋络的穿破石的基础上要加溪黄草，因为无瘀不生火。

昨天珍仔围村有一个大叔，我路过的时候，他家里居然拔了四五味草药，他说他刚参加完那红白喜事，多吃了几块煎炸食品之后，就咽喉痛、不能言语、眼睛发黄、鼻塞，他就让人去拔五样草药，有白花蛇舌草、墨旱莲、六角英、溪黄草、岗梅。

这五味药如果煮成凉茶在下午最热的时候喝，身体就很清爽。他说,他一生病就没胃口、咽喉痛。所以这些药物可以消积化气、降火败毒、清肝利湿,他都是抓一大把熬得比较浓,大概20～30克。服用一次就可以使黄稠尿变清澈,所以这就是凉茶的五个猛将。这个方既有墨旱莲补肾阴,滋水涵木,有溪黄草清肝降火,有岗梅治疗咽炎,有白花蛇舌草解毒,还有六角英清热,还能凉血化瘀。

昨天有个小孩发热胸闷,喝一碗擂茶,热就退掉了。

她妈妈在河婆办事,开会出来后咽喉干渴,燥热难耐,头晕,她想,中暑了,就想起老师以前讲过擂茶可以当解暑药,河婆最多的就是擂茶店,擂茶料里面有苏叶和苦刺心,喝了一碗就好了。所以你们平时在外面看到擂茶,就知道它不单是地方小吃,还可以治热火燥火病。

急性黄疸型肝炎

溪黄草治疗急性黄疸性肝炎,配合田基黄跟茵陈,还可加栀子跟车前草,起到利水排毒作用。溪黄草治疗病后体弱,身体黄胖,这些黄水有两个途径排出体外——ППП便和出汗。

所以我们去田里干活时,只要身上黄汗排出,身体就很清爽。但是好多人没有这么多运动锻炼,而且还经常在空调房里,可用黄芪配溪黄草,专治疗病后体弱,身体发黄;也具有美容功效,专治脸上黄斑。黄斑表明肝脾有热,所以要用溪黄草来清肝。而暗斑就要用活血药物。

溪黄草加黄芪和鸡血藤,这就是美容方能补气活血,又能够排出皮肤的黄斑和黄肿。如果再加点茯苓或者木香,熬出来服用,对于普通人吃完过后都会出现颜面如洗的效果。

以前有一个患者,她的面部两侧和鼻翼两侧都长斑,长达半年,她最后都想去做激光。她先是用面膜以及各类最好的洗面奶,洗是淡了一点,但是好像有一层晦气在里面,怎么洗都洗不掉。洗不掉就是里面脏腑精血不足,它才会露出灰暗之色。

所以我跟她说,你看一个新的玻璃杯是透明的,但用久就会在杯壁上留有一些污垢，你拼命地擦洗外面，杯子也不干净，应该洗里面，就用中草药。用四物汤加一些解毒的药物，四物汤能够活血，让血脉活跃起来，再来解血脉管壁上的毒垢，用鸡屎藤、溪黄草、白花蛇舌草再加黄芪、鸡血藤补气活血，再加解毒，就是治疗脸部长暗斑、斑浊的常规思路，吃了一周后，斑色就退掉了。所以这是一个美容的好方子。

我认为一个好老师不仅仅传授知识，也会为你指明方向。所以什么是明师？明师就是给你的人生指一条明路，像弹钢琴的老师，他不一定能把你的弹法提升到极致，但他能让你一辈子做这件事情都是觉得快乐的。这样的老师是最值得尊敬的，所以上师是教方向的，下师才教一些技巧。

所以精神导师在未来会很受欢迎，你们要多学精神心理方面的知识，我会拿一些心灵方面的书籍给你们看，包括佛家、儒家还有道家。这些书籍都能提高你的人生境界，你提高一分，那问题就迎刃而解，"境界不高空用药"。

我讲一个案例，两家人经常吵架，一个得了肝癌，一个得了胃癌。

就因为土地究竟要归谁而争吵了三年。所以这个就是把身体看得比财物还轻，这样的人是治不了的，"轻身重财者不治"。古代扁鹊行医有六不治，其中一种就是轻视自己身体，却重视外在财物，这样的人是治不了的。

那么肝癌、胃癌就用穿破石加溪黄草跟大枣，煮浓汁服用一段时间，这些症状就会减轻。可是如果再吵架，症状还会再犯，所以谁放下得快，谁的病就好得快。

肝炎转氨酶特别高的，用溪黄草 30 克，五味子 20 克，溪黄草是专门降转氨酶的药，效果很好。

它就能够降转氨酶，所以我们当地人基本上都知道肝经有热后用溪黄草，有人用它来熬猪肝或熬肉。但是我认为，退肝炎，熬淮山更好。淮山弄断后会流出很多黏腻的汁，可以补肾，所以淮山质黏补肾，味香健脾，色白补肺，肺脾肾均能补。

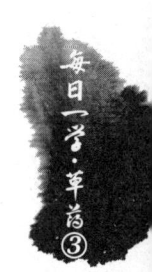

之前有一个医生替中央首长看病，做他们的私人医生。当地有几个高烧体弱的患者去找他，他说别急着打针，回家煲淮山粥，加点盐，就带水，不断地喝，热就退了。如果你身体很差，就不要用电饭锅，而用砂锅煮淮山粥。因为人的抵抗力全部由脾胃运化而来，你用铁锅煮饭吃一碗就容易饱了，而用砂锅煮饭吃两碗都不会撑。中国人知道这里面的气是不同的，一个金属的金，肃杀之气；一个是大地土壤温柔暖和之气，让人舒缓。

用淮山与溪黄草一同煮粥也可以祛除病后体内余热。有些人说生完病以后孩子还老是咳嗽好不了，我用淮山粥加1～2棵溪黄草一起煮。

跌打损伤

昨天讲了与别人打架后胸闷或者与家里人吵架后肋胀，均可以用8～10片溪黄草，放在嘴里嚼，再用半杯酒送服，瘀伤就消了。

乳腺炎

妇人乳腺炎可用溪黄草捣烂后冲在酒里，直接喝，碎渣外敷炎症的患处，里面活血，外面清热。所以妇人乳腺炎用这个方子很好。

今天我们要讲哪味药？这味药不得了，这味药它虽然号称一种药，但其实有不止四种药。它一身都是宝，长在水里的。

莲藕降血脂

上次塘边村有个患者高血脂，他说血抽出来都是暗黑色。我说赶紧不要熬夜，越熬越黑。所以把熬夜和吃肉太多戒掉之后就要吃莲藕。他说莲藕能降血脂吗？

我说它在淤泥里面还能保持清降之性。所以入到身体里面，身体那些血液黏稠得就像淤泥一样，它能够净化，煮出来的汤汁清甜清甜的，不要放油。所以不放油服用一个月以后，他再去检查，血脂就降下来了。

莲叶减肥

我们现在来讲第二味药——莲叶。它能降血脂、清肝和减肥。

古代有个大官很肥胖，皇帝说他不能再懒了，然后他就去找医生，问有没有短期让他迅速变得精干的方法。医生说，精明能干就吃莲叶。然后就用莲叶给他煮水吃，吃一段时间身体果然就苗条了，所以想要减肥可用莲叶来泡茶。

你们会发现我们中国菜符合养生符合天地之法。

将糯米放在锅里蒸熟了，吃1～2碗就会腻，如果用竹叶包，带有竹香味就能多吃一些，竹叶清心利小便还可化滞气。在大城市，他们用荷叶包着糯米鸡，就会带有荷香。其实你如果会吃，就用自己采的比较干净的荷叶，你吃粽子的时候再吃一口荷叶，身体就会很舒服，也可以解腻。同样包括吃橘子，橘皮泡一点来喝可以调和阴阳。

莲子健脾

所以藕能降血脂，荷叶能减肥，莲子健脾。

我在余老师那里时，有一个患者很瘦，第二次来找余老师看病的时候就胖起来了。我说，你吃了什么胖起来？

他说，就是吃的莲子跟山药。

莲子、山药、芡实三味煲汤，吃了能让肠胃变得厚，肠胃变得有力。

而且莲子也有涩精止遗的作用，当白带偏多、遗精或腹泻就可以煮莲子淮山汤或单莲子汤。

孩子晚上尿床也可以煲莲子山药，服用后尿床就会减少。

昨天部长还打电话说，家里老人一天30多次小便，怎么办？我说，金樱子、芡实、莲子、黄芪、牛大力各用20～30克可以补气固肾，夜尿就少了，这个是很好的方子。

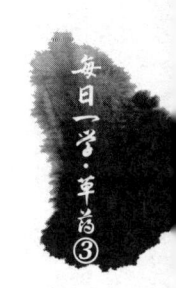

莲花解郁

莲花能让你心花怒放,能够解郁,因为花类药有一种开放的特性。所以你只要不开心,就用莲花、辛夷花、玫瑰花泡茶。

莲子心清心火

比如厨师经常对着火烤,厨师的职业病就是烦躁失眠,首先就是炒菜的噪音会让人心生不安;然后煤气炉的火苗要冒到两米高,弄得心慌心跳,怎么办呢?这个就是厨师睡不着觉的特效方,莲子心与麦冬煮水,莲子心清心火,麦冬滋心阴。他吃了以后介绍给其他的厨师朋友,效果都很好。

所以一棵莲啊,它就有这么多好东西。

我最后跟大家分享一点好东西。

两兄弟吵架时拿出这首偈子给他看,这首偈子就可以与曹植的《七步诗》相媲美,只不过这个讲得更加通俗易懂。

里面讲:

兄与弟,同采莲,

兄跟弟呀,一同去采莲。

莲蓬绿,莲叶圆。

那莲蓬就是绿色的,让人看了很高兴,莲叶是很圆的,说明做人要圆满。

藕可断,丝则连,

你虽然断开了,但是兄弟里面还是连在一起的。

同根生,当爱莲。

你们同是一条根上长出来的,不管是哪一节,大家都应该连在一起。

所以这个21世纪什么最贵重?

第一是健康。

第二是好的家庭关系。

第三是住在好的环境。

想一下，你住在很好的环境，又有好的家庭关系，而且身体还健康，那你就是大富翁了。

有人跟我讲，我一辈子在这里耕田种地，都没有赚到大钱，倒是那些没耕田种地的人都开着宝马又住着高楼，我很不服气。

我说你有没有发现来找我看病的，好多是很有钱的。他们经常吃药，有血糖高、血脂高，而且肝炎、肝癌、脂肪肝、肾炎。什么样的病都有，千奇百怪，财多身弱。他们每天吃药的钱啊，都比你吃饭的钱还多，这样幸福吗？这是第一条。第二条，他们一下车走几步路，就开始喘了，太阳一晒就可能会倒下去了。我说假如他们拿一百万块或者拿一套房给你换这个身体，你愿意吗？他说不愿意。所以我说，有形之火能够烧万贯家财，无形之火能够烧你的灵敏天性。你可能有很多钱财但被一把火就烧没了，但无形的火，就是脾气能把身体的灵敏性都烧光。你今天一生气，你的大脑就不灵光了。

所以吃亏赔本不要紧，但是生气就很要紧。

我们今天分享到这里。

草药小贴士

荷叶味苦涩，性平。归心、肝、脾、胆、肺经，能清暑利湿，升发滑阳，止血。治暑湿泄泻、眩晕，水气浮肿，雷头风，吐血，衄血，崩漏，便血，产后血晕。

(1) 治妊娠伤寒，大热闷乱，燥渴，恐伤胎脏：卷荷叶嫩者（焙干）一两，蚌粉花半两。上为末。每服二钱，入蜜少许，新汲水调下，食前服。

(2) 治脱肛不收：贴水荷叶，焙，研，酒服二钱，仍以荷叶盛末坐之。

(3) 治遍身风疮：荷叶三十枚，石灰一斗，淋汁，合煮渍之，半日乃出，数日一作。

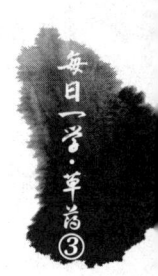

(4) 治赤游火丹：新生荷叶，捣烂，入盐涂之。

(5) 治黄水疮：荷叶烧炭，研细末，香油调匀，敷患处，一日二次。

(6) 治脚胫生疮，浸淫腿膝，脓水淋漓，热痹痒痛：干荷叶四个，藁本二钱半。上细切，水二斗，煎至五升，去渣。温热得所，淋渫，仍服大黄左经汤。

(7) 治漆疮：荷叶（燥者）一斤。以水一斗，煮取五升。洗了，以贯众末掺之，干则以油和涂。

(8) 治仆打坠损，恶血攻心，闷乱疼痛：火干荷叶五斤。烧令烟尽，细研，食前以童子热小便一小盏，调三钱匕，日三服。

(9) 治斧伤疮：荷叶烧研擦之。

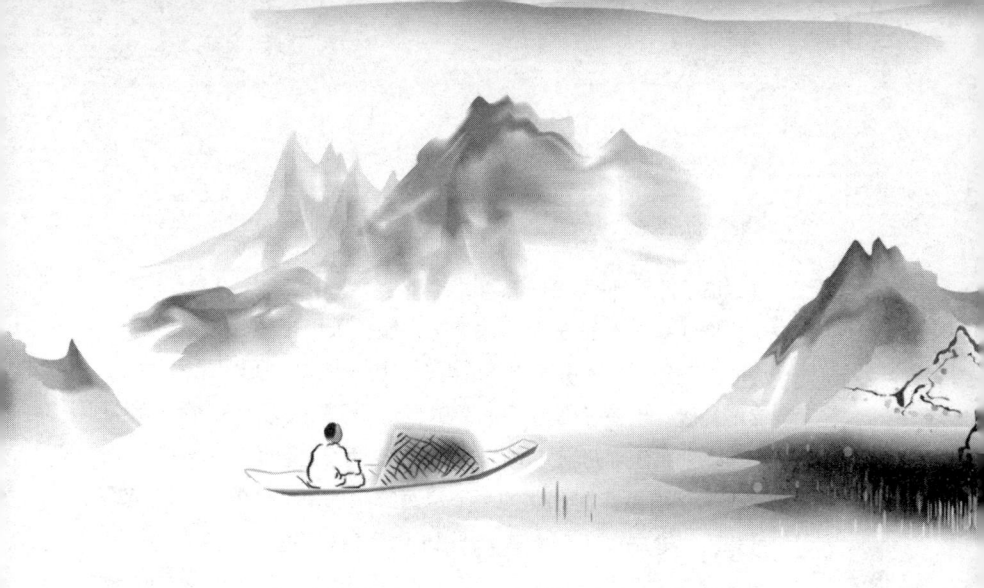

第65日
马 蹄

9月30日 晴 湖心亭公园

"每日一学·草药"昨日讲到了莲,一身是宝,有好几味药。

以前有一个大文豪,他要跟他的儿子分别了,儿子抱着他痛哭流涕。然后他就说我来出个上联:莲子心中苦,莲通怜,意思是与儿子分离心中好苦。他儿子想了半天,后来他接:梨儿腹内酸,梨通离,离开儿子,好心酸。所以这个梨子的心是酸味的,酸能静,能治失眠。

失眠

莲子心是苦的,能治口腔溃疡、上火、失眠。

前段日子有个老师说白天上四堂课之后由于连续地讲话,大脑处于兴奋状态很难入睡。我说,上完课泡一杯莲子心水,喝完过后中午晚上都能睡好觉。当心火上炎时,苦能入心,莲子心,以心入心，能清心除烦，安神降火。

腹泻

莲子能够健脾、补中、止泻。

陈江村有个孩子腹泻很严重，最初服用止泻药，然后打点滴，仍然无效。我说无湿不成泻，无虚不成泻，所以要既能除湿又能补虚。用莲子山药煮粥或者煲汤，若渴了就喝汤，饿了就喝粥，其他东西不要吃，也不要放油，吃两天就能彻底好。

这一招是我在湖北的一个草医郎中那里学到的，他说无论成年人、老年人还是孩子，若出现腹泻日久不愈，就用山药莲子水煎服，单味山药或莲子也可。它可以起到很好的健脾补中的效果，所以不管炒、炖、煮还是煲汤都有效果，吃下去后，肠胃就会清理得很干净。

减肥

瘦人想增肥就吃莲子山药，肥人想减肥要吃荷叶苍术。

昨天一个中年大叔能够轻松下一字马，他说他就服用了苍术、鸡屎藤，整个人就很轻松，若再加点荷叶，减肥会更快。三味药各10～20克，水煎服，不仅可以减肥，还可以让脂肪肝减轻。所以想不到一棵植物的肉能增肥，而叶子却能减肥。

遗精

有一个湖南小伙子遗精很严重，早期用固精缩尿的金樱子、芡实、补骨脂之类的药物均无效。后来发现他的大脑很热，人很烦躁，原来是源不清，流不浊。正所谓"源清流自洁"，人体下半身的精髓是从上半身流下去的。就像长江上游清，下游也清；黄河上游浊，下游也浊。所以我们要治心，而不是治肾。心动则五脏六腑皆摇，所以心一旦浑浊，那尿自然就会浑浊。

我们经常可以看到熬夜打游戏或看电视的人，他们都很烦躁，小便黄赤，所以我加了5克莲子心，其实正常就是2～3克，心火太旺才要多加，吃了几剂后，遗精就止住了。之前严重时每晚都会遗精，这就是心火不降。

口腔溃疡

还有一例半个多月没有痊愈的口腔溃疡。

小便黄兼口腔溃疡，再加心烦失眠就用莲子心。

我记得，每当中考或高考前后，口腔溃疡的病人就特别多。

第一经常熬夜备战，第二心情紧张，若看到焦虑紧张，加上熬夜失眠，口腔溃疡就会暴发得很严重。

我说我先不治口腔溃疡，心烦失眠可以用莲子心泡茶，喝了4～5天以后，口腔溃疡即使不去治疗，也会慢慢痊愈的。

妇人带下量多

妇人白带量多可用莲子、山药、枸杞子各30克，若白带偏黄用莲子心。

尿血

凡是出血的症状，我们一般会选藕节，藕节能消瘀血而止吐衄。所以咳血、吐血和尿血用藕节加白茅根各30～50克。

治疗妇人崩漏，藕节要炒黑并研成粉末，或用莲蓬炒黑研成粉末，再加酒调服，因为炒黑能收敛止血。

消脂

莲花能够解郁，荷叶消脂的效果比较好。

有一个老阿婆吃了两个粽子后胸闷阻气。我说用陈皮、荷叶、竹叶心三味药，专门治疗吃糯米后阻气不畅。陈皮消积化气，竹叶心除烦利尿，荷叶能消脂除腻。

龙山有一个大叔，他的血特别黏稠，唇色紫暗，有三高，平时经常吃鱼，而且每次都很咸。我说我能治好你的病，但你要付出代价，不可以再吃鱼了，"鱼生痰肉生火，青菜豆腐保平安"。

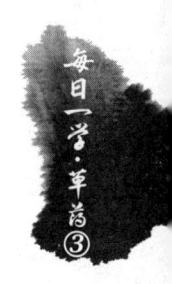

咸能伤血脉，吃了很多咸以后，脸色都是偏暗的；只要吃清淡的，"淡味入腑通筋骨"，脸色就会变淡。我用荷叶、土茯苓、丹参、决明子四味药，这个方子对"三高"都有效果，它可以排出血中瘀滞，也可以稀释血液。

在淤泥塘里，莲都可以保持它的高洁，所以它入到人的身体里，可以净化血液。莲藕长在泥塘里，把它抓出来，断开里面都是洁白的；而螺蛳或者蚌壳长在泥潭里，它虽然有坚硬的外壳，但把它放在清水里，滴几滴香油它就会吐出很多脏泥。寓意就是有坚硬的外壳也不一定能抵御淤泥入侵，而没有坚硬的外壳反而能够保持清洁，高洁。

所以学习不一定要有很好的条件，你要有一颗清净的心，就可以抵抗一切污染。所以有些人学习条件很好，但就是学不好，而有些人条件很清贫，像王冕学画荷花，最终达到很高的境界。

画画最好的绝对不是用最好的毛笔、最好的纸张或最好的老师，即使他样样都不好，但他的画总有王公贵族争相抢购。他画画时特别珍惜纸笔墨。有个老师教书法时，只允许孩子一天写一张纸，条件再好，也不允许写第二张，所以孩子写的时候绝对不会乱写，他会很珍惜，所以每个字都会仔细斟酌才下笔。所以这是古人在没纸、没笔的日子反而书读得很好的原因。

我们读书也一样，要有董仲舒三年不窥园的定力。

古人讲文官不要钱，武官不怕死，天下就定矣。

孔孟是两个圣人，历史评价王阳明为半圣，这个评价是非常高的。他很小的时候就到私塾里读书，他就问私塾老师说：天下第一等事是什么？那个私塾老师由于考试落榜，一直都想做官，所以他说第一等事就是当朝廷命官。王阳明摇头，说不，天下第一等事是读书做圣贤，而不是读书做大官。

所以诸子家训就讲：读书志在圣贤，为官心存君国。

所以学医只是赚钱方式，目的是治病救人。

王阳明就很有定力，当年经历过考试落榜，最后也能取得很大成就。当年他考试落榜，很多人都替他感到惋惜。很多人落榜后当即就在榜前号啕大哭，别人问他，你怎么不哭？你平时成绩这么好，竟然没考上，你还那么平静淡定。王阳明当时说了一句很经典的话：常人以落榜为耻，我以落榜而动心为耻。意思是常人以落榜为耻，而我以落榜以后心中动摇为耻辱。结果他坚持不动摇，第二次就考上状元。

所以学医要修这颗"不动心"，蚊子咬了，不理它随它去，蚂蚁咬了随它去，耕田出汗，太阳晒了随它去。养成这种坚毅的品质，就像玄奘去西天取经，有这个坚毅的品质去学知识才能唾手可得。

今天我们来看这味药，与上节讲的莲类似，它也是食物，比莲更清凉，既能净化血液，也能降血压，也能解酒毒。它的名字叫马蹄，因为像铜钱叫钱葱；又因为长在地里像梨一样脆叫地梨。性平，味甘甜，"甘甜益力生肌肉"。

骨蒸潮热

曾经有个妇人更年期前后出现骨蒸潮热，难以入睡。医生说用钱葱。回家后钱葱煮汤服用，骨头不发热了，睡眠也好了。因为它能滋阴降火、清热利尿以及甘甜益力生肌肉。连续吃了大半个月，退得干干净净。所以在更年期出现燥热，就用钱葱煮汤。

所以三个字概括钱葱：清、补、凉。

清血热、补脾胃、凉血降火。

我听说好多人去酒吧特别会配上钱葱。就像我们去吃包板，比较腻的时候配上一壶布荆茶，胃口会大开。包括喝酒后嚼几个钱葱，酒劲就可以被它化掉。

它一样有降血脂、降血黏度的功效。

同时它煲出来的水很清澈，所以它能清血毒。

热病津伤烦渴

二村一个小孩子发烧以后，体温总是38℃左右，用其他的退烧药也无效。这种反复低烧的舌质比较光红，没有什么苔，已经

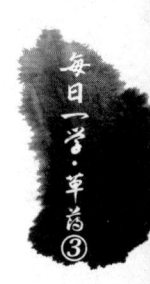

是阴虚了。所以很多孩子总是忘记喝水，后果是很严重的。所以你平时随身带一保温瓶是保健康的。用钱葱、莲藕、山药煮的水在渴时服用，连续两天烧就退了。因为普通的水喝下去是没有清凉作用的，加了具有凉血作用的莲藕跟钱葱，就能退热。

古书上讲热病伤津烦渴，钱葱煮之。

用马蹄煮水专治热病津伤出现的口渴难耐。

高血压

高血压，直接用钱葱煮汤，喝了可以平肝降压，也可以利尿，高血压的患者大多小便黄，心中烦躁。而钱葱利尿就会减压，它把尿道打开，压力就会往下走。

还有尿道炎、膀胱炎、口腔溃疡以及咽炎，就可以煲钱葱山药汤，喝下去修复得很快，因为它可以利尿、退火。

痔疮

很多城市里的人由于久坐或好食大鱼大肉都易患痔疮，痔疮出血，可用1～2斤的钱葱，煮出来汤汁才足够浓，因而清甜清利的效果才明显。因为钱葱可以当菜当食物所以才敢大剂量地用。

未来我们会出版一本书，书名就叫《平淡无奇》。

平淡无奇是指世间没有神奇之法，只有平常之法，把平常之法用到极致就会很神奇。我们只需要找出能够降压降火利水、健脾益气补肌肉以及疏通经络的药物。这几类药就可治天下三类病，一是体虚无力，二是毒素排不净，三是经络管道闭塞。

所以平淡无奇的思路就是用甘平的药来补益气，用淡渗的药来利小便，再用藤类药来疏通经络。

今天就讲到这里，更多精彩在明天。

草药小贴士

马蹄荸荠性寒，具有清热解毒、凉血生津、利尿通便、化湿祛痰、消食除胀的功效，可用于治疗黄疸、痢疾、小儿麻痹、便秘等疾病；荸荠含有一种抗菌成分，对降低血压有一定效果，这种物质还对癌症有防治作用。

(1) 热病伤阴、糖尿病：鲜荸荠、梨、藕、西瓜、白茅根各适量，共捣烂，绞汁，每次服30～50毫升，一日3～4次，连服数日。

(2) 治高血压：①荸荠100克，海带、玉米须各30克，水煎服，每日两次。②海蜇130克，荸荠380克，加水煎服，每日一剂。③荸荠（捣光烂）5枚，芹菜60克，洋葱、大蒜各一头，番茄（切片）一个，水煎服，一日一剂。现代医学研究表明，荸荠有降低血压的作用，可适当多食。

(3) 痔疮出血：①荸荠500克，洗净打碎，地榆30克，加红糖150克，水煎约一小时，每日分2次服，连服3天可愈。②鲜荸荠500克，红糖90克，洗净去皮、切片，加水适量煎一小时，一次服用或分次服用，每日一剂，连用三天。也可每日吃生荸荠120克。

(4) 治鼻出血：荸荠250克，生藕150克，白萝卜100克，洗净切片，水煎代茶饮服。

(5) 咽喉肿痛：荸荠150克，洗净去皮绞汁频用。

(6) 百日咳：荸荠500克，洗净捣汁，与蜂蜜50克混合，加少量水煮沸，每次2汤匙，每日2次水冲服。

(7) 带状疱疹：荸荠6只，洗净捣烂，鲜鸡蛋清1个，调均匀，涂患处。

(8) 大便下血：荸荠捣汁大半钟，好酒半钟，空腹温服，三日见效。

(9) 下赤白痢：（午日午时）取完好荸荠，洗净拭干，勿

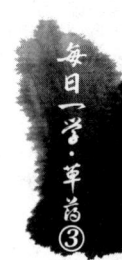

令损破，放入瓶内，加入好酒浸之，黄泥密封收贮，遇有患者取2枚，细嚼，空心用原酒送下。

(10) 妇人血崩：荸荠用量与妇人年龄数一致，烧存性，研末酒送服。

(11) 小儿口疮：荸荠烧存性，研末搽之。

(12) 误吞铜钱：生荸荠捣汁，细细呷之，自然消化成水。

(13) 治大便燥结：荸荠、海蜇皮各60克，水煎服。

(14) 避蛊毒：荸荠晒干为末，白汤每服二钱，能避蛊毒。

(15) 寻常疣：鲜荸荠适量，将鲜荸荠掰开，用其白肉擦疣体，每日3～4次。每次擦至疣体角质层软化、脱落，并微出血为止。连用7～10天。

(16) 酒（乙醇、酒精）中毒：荸荠、绿豆各30克，荸荠削皮切片，与绿豆共用冷水泡20分钟煮开10分钟，取汤服。

第66日
萝卜

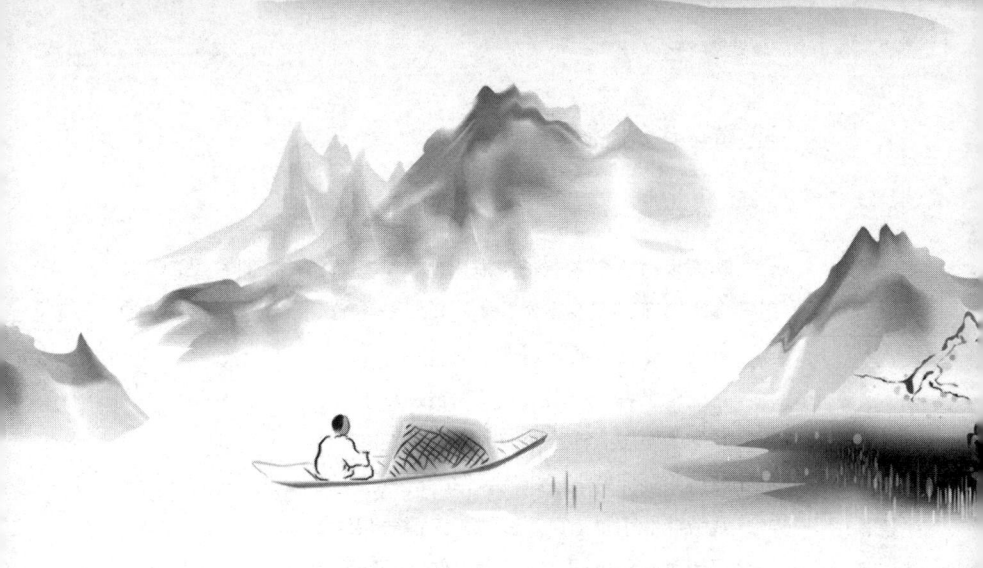

10月1日 晴 湖心亭公园

"每日一学·草药"昨天讲到马蹄钱葱，性味甘平，它是非常清凉的，能够淡渗利湿、清热化痰止渴。

酒吧里面常会放许多钱葱，因为酒后嚼服可以利尿除湿。

高血压

高血压的食疗方就是钱葱玉米须煮水。

陈江村的老爷子高压160毫米汞柱，连续喝了一个月，高压降为130毫米汞柱。所以我对于高压160毫米汞柱以内的降血压还是比较有把握的。

小孩子中秋前后吃月饼或者煎炸的零食，容易咳嗽，看看他吐的痰是浓的还是稀的。稀痰不吃钱葱，浓痰才吃，因为钱葱能稀释津液。由于秋天燥火，咳嗽严重，可用钱葱跟雪梨一起煮水，浓痰就会被清除。

痔疮

昨天也有一个老爷子痔疮出血，痔疮不难治，难在忌口，所以要多吃清蒸和煮的食物，少吃煎炒炸的食物。吃了煎炒炸的食物，火当然要往痔疮肛门排。

有一个患者痔疮出血，肛门裂开。

我问大便怎么样？他说大便是干硬的。

我说只要保持大便顺畅，你的痔疮会好得很快。

我就让他用马齿苋、钱葱和大黄一起通便。

马齿苋能利小便；大黄通大便；而钱葱色白入肺，降肺火。

服用后他觉得大便通畅，浑身清爽，肛门也不出血了。

所以这种血热妄行的痔疮，钱葱是很有效的药物，但是一次用量要达到200～300克。

钱葱能够治疗膀胱炎、尿道炎的尿黄赤和尿道涩痛，用钱葱清热利尿效果就很好。

深圳一个快递员说，一旦跑快递跑得太累，尿就是黄色的，他就会去买钱葱来水煎服。他说其他药也能退火但没有它好吃，所以它是食药兼备的美品。

以后我们要出一本书，《药食同源》或《药食之品》，既是药物又是食物，一起调理身体。

烦渴

钱葱能解烦渴，烦渴就是人渴了会心烦，人心烦了会口渴，但总而言之，先烦而后渴。跟火打交道的厨师、铁匠、电焊工等几类人的脾气一般比较大，还有怨恨恼怒烦等情绪，都带着一股热气，像这种热火燥扰干渴的，钱葱就能滋阴润燥。

当地有一个专门打铁的老人，他每隔一段时间就会去药店里抓点沙参、麦冬、钱葱还有玉竹，我们南方管这个方叫清补凉，他说喝了这个就可以口不干，舌不渴维持一个月。如果不喝这个，只喝茶水是没有效果的。因为茶水能清热降火，但滋阴力量不够。你如果出现阴虚症状，就用沙参、玉竹、麦冬、钱葱、山药或者莲子水煎服，它们能滋阴降火。

钱葱还有洗肺的功效，采矿厂里的工作环境很恶劣，粉尘整天弥漫在里面，粉尘一旦进入肺部就会黏在上面，日久会得矽肺，这个是很可怕的。所以平时回来就喝钱葱水，它可以清肺利尿，排净肺里的脏垢。

今天跟大家分享的也是药食之品，它就是萝卜，它的籽是莱菔子。

食积腹胀

有一个医生凭三钱莱菔子换来一个官。皇帝经常吃油腻的食物，腹胀，而太医都用补气的药物，皇上容易累，也觉得有东西堵在那里，因为皇上贵为金玉之体，不能轻易用泻药，也不敢用低贱的药。然后就挂榜来寻药方，一个草医揭榜说，我来治这个病，就带上一点莱菔子，他说自己以前也是这样，消化不好，看什么都没胃口，六腑不降，浊气上冲，人就很疲倦，这是食积腹胀。于是用少量莱菔子研末成粉，喝下去，胃口就开了。食消积化胃口开，推陈出新精神好。这就是莱菔子的赞歌。皇帝一吃过后，这么好用的药。于是就封给他一个官。你们别小看这个药，虽然不值一文，却能功比天下。我们以后要出一本书叫《不值一文》，专讲那些价格最低贱却能把病治好的草药。

所以食积腹胀用一味莱菔子炒过后，要记得研成粉末，开水冲服。

便秘

再跟大家讲一例严重的便秘，我这一招是从揭阳名医吴拱成老先生学的。轻证用火麻仁，重证在辨证方上加莱菔子和决明子，决明子润肠通肠，莱服子降六腑消积化气。

义诊时，我治愈一例便秘三年多的患者，至今没有复发。

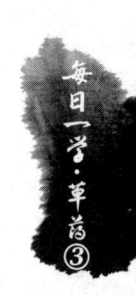

我说我的药只能管你一个月好，但是管不了两三个月。

他说什么能管两三个月？

我说，你早起必须喝一碗温开水，然后练习背后七颠百病消，不断地跺脚，跺15分钟之后，浑身发热，六腑就会往下降。趁着早上有精神，这样一跺脚可以加快肠道蠕动。

用四逆散加莱菔子、火麻仁、决明子，这三味药叫润肠三药。麻仁润六腑之燥煎；莱菔子消食化积通肠道；决明子能平肝降压。有些人常常便秘时血压就飙升，所以用决明子平肝降压、缓急止痛、润肠通便。

痰病

什么是痰病？痰多阻肺，胸闷咳嗽。所以古人就决定必须要找到几味药可以让父母痰消积化身体好，气顺腑降少病痛。用莱菔子、白芥子、苏子这三味药专门治疗老年人气喘痰多，也就是"三子养亲汤"。

新塘村上次来的一个老人哮喘好多年，饭后就要吐好几口痰，如果不吐出来，就会不舒服，消化也不好。我说，痰生百病食生灾，李时珍讲过痰可以生各种病，饮食不通会生各种灾难。于是我用四逆散加三子养亲汤。他第二次来就说，觉得嘴里痰少了，气也顺下去了。我说如果你现在能够少吃荤多吃素，身体好得会更快。他之前一直以为鱼的营养最高，就天天吃鱼，结果吃出痰饮病，现在已经把鱼戒掉了，哮喘痰多也就好了。

所以治疗咳喘气逆用三子养亲汤，苏子降肺气，白芥子破梗阻。白芥子是皮里膜外都能钻进去的，有时癌症也要用到它。白芥子的气很锐利，像刀割草一样。假如说苏子是毛刷子，白芥子就是钢刷子。所以普通痰病用苏子，用半夏厚朴汤，痰就下来了；如果严重的梅核气，就用半夏厚朴汤加白芥子，所以白芥子这味药很厉害。

之前碰到一位草医说，凡是癌症大病，我用的都是别人屡治不效的方。如果有气虚和经脉堵塞，就用黄芪配三棱莪术，黄芪要重用到100克以上，三菱莪术是30克，补跟通要在这个基础上。如果是偏热的，就用七叶一枝花；偏寒的用白芥子。然后再去辨证。若在肺用白英；在肝用穿破石；在肠用红藤败酱草；在胃的用蒲公英；在肾跟膀胱用猫须草、猫爪草。这些都是很灵活的经验，我说，你这个思路就是书上的。

哪里来的？普通人都不知道那是因为你们读书少。见病不能治，皆因读书少。这出自张锡纯《医学衷中参西录》里面的十全育真汤，用党参黄芪补正气，用三菱莪术驱邪气，然后再辨证论治。

所以我们以后出一本书叫《死里逃生》或叫《死马当活马医》或叫《九死一生》，专写医院下了死亡单的癌症病例。

高血压

治疗高血压，有几个要点。

第一要治肝，容易激动的人容易患高血压，首先要用白芍跟钩藤降压，效果很好。

第二要治肠，肠道堵塞，脾气就会差。

好多高血压的患者在厕所突然中风，是因为大便排不出来，使劲一撑时把最脆弱的血管撑爆了。所以老年人平时要喝点蜂蜜水或者吃点润肠的药，大便通畅，整个人就很轻松。如果大便很坚涩，人只能卧床，要走是很困难的。所以保持六腑通畅是很重要的。

钩藤白芍软肝降压，莱菔子决明子润肠通便，再加点玉米须钱葱利小便。通大便、利小便、降肝压，对于大部分高血压都有效果。如果还有一点肾虚的，再加补肾药。

还有小孩子吃不下饭，煮山楂跟莱菔子，山楂酸甜开胃，莱菔子通腑降气，两者配合可以消融宿食。

所以如果孩子月饼吃多导致痰多、胃口不开，将莱菔子和山楂两味药炒过后水煎服，为什么要炒香？因为炒香能健脾。

关于莱菔子还有很多奇特之处，总的功效是化痰化食，下气

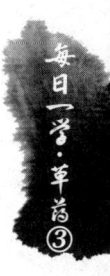

定喘。

我们还有更精彩的明天讲吧。

草药小贴士

萝卜味辛、甘，性凉；熟者甘平。能清热生津，凉血止血，化痰止咳，利小便，解毒；熟者偏于益脾和胃，消食下气。用于消渴口干；鼻衄，咯血；痰热咳嗽，咽喉痛，失音；痢疾或腹泻，腹痛作胀；脾胃不和，饮食不消，反胃呕吐；热淋，石淋，小便不利或胆石症。

(1) 鲜萝卜汁：鲜萝卜250克，切碎略捣，绞取汁液，冷服。每次2匙，每日2～3次，亦可加适量蜂蜜或白糖调味。

源于《新修本草》《食医心镜》。本方能清热生津止渴。用于热病口渴或消渴多饮；用于胆石症，可防止胆石形成。此外，若遇煤气中毒（一氧化碳中毒），轻者亦可速用萝卜汁频频灌服。

(2) 萝卜清酒煎：鲜萝卜150克，捣烂绞取汁液约2匙，加入米酒少许，煎热一次服。

源于《卫生易简方》。按张果《医说》说："饶民李七病鼻衄甚危，医以萝卜自然汁和无灰酒饮之即止。盖血随气运，气滞故血妄行。萝卜下气而酒导之故也。"可为本方的一种解说。

(3) 萝卜膏：萝卜1000克，切碎，以水300毫升煎熬半小时左右，去渣浓缩至100毫升，另用明矾10克（以水溶化），蜂蜜100克，与萝卜汁混匀，共煮沸后，待冷备用。早晚空腹时服用，每次50毫升。

萝卜源于《中国防痨》(1960)。本方有凉血止血之效。用于肺结核咯血或肺热咳血。

《普济方》治肺痿咳血，则以之用羊肉或鲫鱼煮熟频食。

(4) 糖渍萝卜：大萝卜250克，切片，放碗中，加饴糖或白糖2～3匙，搁置一夜，即浸渍成萝卜糖水，频频饮服。亦可用萝卜绞汁加糖服，或用萝卜切片，煎汤代茶饮。

本方有化痰止咳和润肺利咽之效。用于急慢性支气管炎和百日咳。咳嗽痰稠、肺胃有热、咽喉痛亦可应用。

(5) 萝卜生姜汁：萝卜250克，生姜30克。分别切片捣烂绞汁。频频含咽。

源于《普济方》。本方能清热利咽，化痰。用于痰热咳嗽，失音。

(6) 萝卜菜汤：萝卜连叶500克（干者250克），煎汤频服，或每日3～4次。

源于《普济方》。本品解毒治痢止泻之效颇好。如《清异录》说："每至夏秋有病痢者，水煎服之即止。"用于痢疾、热泻、腹泻作痛。重者，可作辅助治疗。如《普济方》以萝卜汁、蜜水同煎，早、午食前服；午后以米饮下黄连阿胶丸。

(7) 鲜萝卜片：鲜萝卜60克，切片嚼食。

源于《濒湖集简方》。萝卜生用亦能消食，又能清胃热。用于食积化热，反胃冒酸。据李时珍的经验，本方疗效绝妙，"但干者、熟者、盐腌者及人胃冷者，比不效。"

(8) 瞑眩膏：鲜大萝卜200克，切作6～9片，一指厚，蘸白蜜，反复放锅上或铁铲上慢火炙干，使其香熟而不焦。候冷细嚼，以淡盐汤下，一日分3次食。

源于《普济方》。本方能利尿通淋。用于"砂石诸淋，疼不可忍。"

第 67 日
薏苡仁

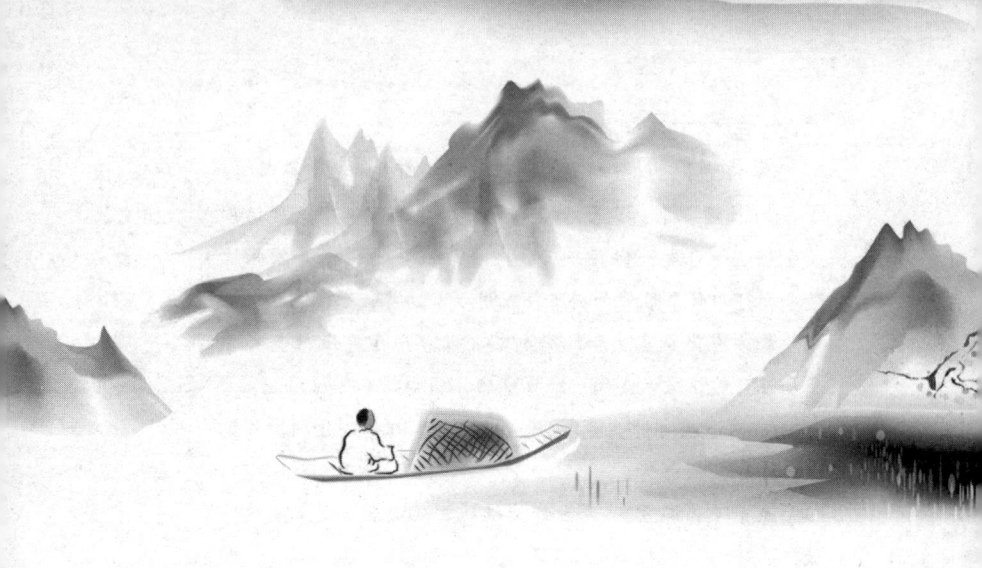

10月2日 晴 湖心亭公园

"每日一学·草药"昨天讲的是萝卜,它的种子是莱菔子。

萝卜能够去胸中满,肚腹胀,这时吃几顿萝卜,胀满之气就会消下去。萝卜也有"冬天小人参"之称,不是它有多补,而是它能降浊气。

当地的龙眼树林很宽阔,每年都有人去摘,去摘的人就随便吃,但基本上吃上1~2斤之后,荔枝的火气大,人就消受不了。但是有个小伙子吃好几斤都没事。这是为什么呢?原来他每次去荔枝林的时候,就在袋子里放萝卜干,吃完荔枝就嚼萝卜干,再喝水,这样火气就全部降下去了。五脏六腑降十二经浊气萝卜也。

而萝卜也能称得上"冬吃萝卜,夏吃姜,不劳医生开处方",到达药谚的高度,说明它平常又神奇。

食积腹胀

比如小孩子食积腹胀,我们用莱菔子跟鸡屎藤。莱菔子要炒过,炒香能健脾,打成粉后装在罐子里。若孩子不想吃饭,就用水冲服这个药末,难吃就加一点点白糖,喝上1～2次,肠子里的积滞就化了。他吃完这个,会拉出黑色的大便,因为肠道壁上的脏垢会被融化出来。所以肠道清得干净,脸色也会变得好看。

上次美容院的美容师问我,有什么美容方?

我说,第一睡美人,开一些安神的药,让患者睡好觉,或解决失眠问题。第二清肠,因为人体头面都是阳明经循行路过,阳明胃经、阳明肠经,肠道干净,头面也就干净。

所以古人有句话,即"面黑者必便难"。你看一个人头面印堂发黑,那他的大便肯定很艰难,那些东西排不干净,这是常见的面黑者必便难。

那就要通肠降腑,浊阴下降清阳上升就是最好的美容。

所以大家都想不到萝卜能美容,你们不妨在冬天多吃萝卜跟大白菜,那就是美容。以前讲百菜不如白菜!秋冬天都有普通的火热口苦咽干,只用几个白菜或者萝卜煮汤,不要放油盐,因为放油盐会减弱降浊洗肠的功能。

便秘

我们昨天提到莱菔子既然是通肠的,最擅长治疗腑中积滞胀满和便秘。便秘用莱菔子配决明子跟火麻仁,也就是肠三药。便秘的人脾气又大,服药后,肠道通畅,怒气就会下去。

所以别人治高血压要治肝,而我要治肠,因为肝与大肠相别通,肠通则肝火降。

上次有位患者血压升到180毫米汞柱,我问大便怎么样?

他说,大便很硬,很难排。因此我先不要去管他的血压,就是要融化大便。第一招,用芦荟跟蜂蜜一起吃,芦荟润五脏六腑能够清泻脏腑里的污垢,再加蜂蜜能够解毒,吃下去大便一通,

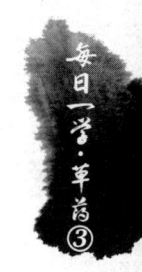

血压就降下去了。还有一招就是直接开四逆散加肠三药，四逆散宽胸解郁，肠三药通肠下积。

所以碰到高血压有便秘的，这七味药效果很好。所以高血压不一定要盯着压力数据，也要盯着肠道是否通畅。

咳嗽痰多

老年人咳嗽痰多，全肺布满痰浊或者烟油，严重的会出现哮喘。用三子养亲汤可以治疗老人咽喉肺中浓痰，莱菔子10克，白芥子10克，苏子10克水煎服。苏子降胸中痰，莱菔子去腹中积，降痰消积需要白芥子负责开路。

所以白芥子是皮里膜外都能钻进去的，有时癌症也要用到它。它的气味很锐利，像刀刮一样，所以我们说普通的苏子、陈皮，就像毛毯子扫灰尘。而白芥子化痰，就像钢刷刷地板，所以它的气力是非常厉害的。普通的痰用陈皮苏子；严重的痰，若已经形成包块或者肿瘤癌症，它就是有膜在外面包住的，这时要加白芥子去皮里膜外之痰。

义诊时碰到一个老人，胸部都是痰，痰是浓稠的，大便也不是很通畅，就用四逆散加三子养亲汤，苏子降痰，莱菔子通大便，再加上陈皮麦芽健胃。在普通方中加陈皮麦芽，效果很好。因为不管是病人还是健康人，你的胃口好了，状态也就好了。吃了三剂药之后，他觉得早上的痰没了，喘气的症状也大大地改善了。

所以四逆散配三子养亲汤，它可以治疗老人咳喘痰多、气逆。

高血压

昨天跟大家分享治高血压要怎么治？

第一要缓解肠道压力。

所以高血压的人不能久坐，不能吃煎炸烧烤的，否则肠道堵塞，火气会更大。所以用莱菔子决明子减肠道压力，再用芍药钩藤柔肝部的急躁，再配合降肝火的栀子牛膝。

我们复习完莱菔子，你们想不到一个小小的莱菔子的作用这么大，所以不要小看这些低贱的药材，它们的功能是很多高贵的药不能取代的。

前段日子有一个病人，他吃鹿茸酒之后，眼睛发红，不断地吐痰。因为酒能够把污浊给往上宣散，所以好多人喝酒过后都是不断地吐痰。如果他再喝多下去，眼睛可能会瞎，但是好多老人都不知道，冬天拼命喝儿子送的鹿茸酒，等到春天眼睛就看不见了，因为那些陈酒压在身体里面，等到春天就先在眼睛发病。所以春天为什么很多温病，因为春天是在眼睛头面发病。

然后我说莱菔子打成粉末状服用即可。因为人参畏莱菔子，所以像人参鹿茸大补之类的药就怕莱菔子大黄之类的泻药。

吃了人参鹿茸过后热气往头面攻的，就用大黄或者莱菔子，泡茶或直接研粉吃一次就好了。大黄3克，莱菔子2～3克。

所以很便宜的药，就能把身体里的积滞通通泻下来。这就是莱菔子。

今天要跟大家分享这味草药，它也是药食之品，它能治癌症，但它又很平和，它治癌症不是强攻猛打，而是暗中给癌症放压。虽然它治癌症速度很慢，但可以长久服用。它就是苡仁（薏苡仁）也叫薏米。

癌症

我看过一个老先生的医案，治疗肺癌和乳腺癌的效果都很不错。他开常规的药物后就会让病人回去煮0.5～1斤薏苡仁，吃渣喝汤。

不管是子宫癌、乳腺癌胃癌、卵巢癌、还是肝癌，平时保健对身体好的就是薏苡仁煮粥，身体比较虚的人加点山药，这个是保胃气最好的粥疗法。

薏苡仁能健脾，又能除湿。所以病人成功地把癌症治好以后，就对这味草药佩服得五体投地。老先生太有智慧了，因为好

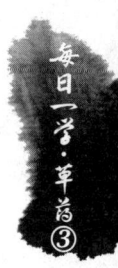

多长期癌症的患者都吃了太多的药，胃气严重受损，这时就要找一味很平和又能除湿又有效的药物。后来西方医学研究说，薏苡仁对癌细胞有明显的分化作用。

《药性赋》中讲"薏理脚气而除风湿"。

🍁 腿脚抽筋

我们上次碰到一例奇怪的病证，病人的腿经常抽筋，抽筋后是僵硬的，有时整晚都无法入睡，我说，用芍药、甘草、薏苡仁、牛膝四味药，治疗一切中老年人腿脚抽筋，一剂就好一半，三剂就全好了。

我们为什么对那个老年人腿脚抽筋有把握？

因为普通抽筋药方是芍药30克，甘草30克，薏苡仁30克，牛膝20克。严重的抽筋药方是，年老加淫羊藿30克，小伸筋草15克。

之前有一个最严重的病人不仅单脚抽筋，手也抽筋，手抽筋就涉及心血不足，因为心主上肢，肾主下肢，所以我们加一点炒枣仁，让她能够安神。因为人一烦躁，她就容易抽动，而安静就不会了。

所以如果治疗中老年抽筋，老是治不好，就加一点点党参跟黄芪来补气。

我还发现那些人去打篮球，打到中场、后场没有下来换人的那个就很容易脚抽筋，因为出汗太多，疲劳过度，就会抽筋。所以篮球场上既紧张地传球，还要拼命地跑全场，消耗体力，所以场上经常会看到抽筋的人。首先要调节疲劳，用芍药、甘草、淫羊藿补充体力，缓解疲劳；其次用薏苡仁、牛膝跟小伸筋草除湿，缓解紧张。

🍁 脚肿、水肿

我们治过很严重的老人出现脚肿，刚过来时需要两个年轻人搀扶着，走路时脚都很辛苦地抬起地面，我们用黄芪80克，川芎10克，益母草20克，薏苡仁50～80克，加赤小豆30克，这个方药甚至让他平时也可以拿来喝。

如果平时脚肿，回家就可以煲山药、薏苡仁跟赤小豆汤喝。夏天也有好多妇人脚部肿痛，我也让她们去煲这个汤，吃了脚就轻松了，走路都走得比较大步，也很有力。

后来等老爷子再来复查时脚就小了一半，再吃几次后脚肿就退掉了。

昨天也有一个老人家也是脚肿，我们用四逆散加黄芪、薏苡仁、赤小豆、川芎、益母草治疗中老年人脚肿、水肿，效果很不错。

我治疗脚肿、水肿的方法其实很简单。

首先要补气，中老年人如果气不够，排尿都会掉到鞋子上。

我治疗过一例尿弱无力的患者，他经常晚上熬夜出去打麻将，打麻将回来以前排尿就射到墙上去，现在排尿就会掉到脚下。我说用黄芪50～80克，薏苡仁20～30克，补气来利小便。他说本来有慢性前列腺炎，经常有点胀闷感，吃完后胀闷感就消失了。

为什么要两个配？因为黄芪补气，薏苡仁除湿。单一补气之后容易堵住，单一除湿之后容易觉得虚，两者搭配才能起到补气除湿升清降浊的作用。升清使他排尿有力量；降浊使他排尿顺畅。

所以几剂药下去，他的小便就恢复正常了。

白带偏多

还有一例白带偏多，如果偏白色就直接用完带汤加薏苡仁，薏苡仁必须用到50克；如果偏黄色，就直接用生薏苡仁；如果偏清稀的，要用炒薏苡仁，一剂下去就收住了，三剂就好了。

如果你觉得抓药麻烦，白带量多的就抓山药、苡仁、芡实跟大枣四味药。与其说是药不如说是食物，山药、薏苡仁、芡实、大枣还可以加点莲子，五味药健脾除湿，因为"白带带下聚湿

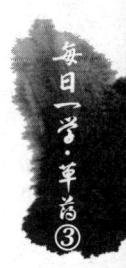

也"，凡带下都是湿邪作祟。

🍁 腹泻

小孩子腹泻长期不愈者，一定是脾虚有湿，所以你买一包参苓白术散给他吃了就会好。

还有一招就是熬点山药薏苡仁汤，可以治疗慢性腹泻。

虎峰小学有一个孩子，他腹泻一周多，每天8～10次。

我说孩子也吃了不少消炎药和泻药，这不是拉肚子，这是脾胃虚弱，脾虚大便就会不成形。用半斤山药加薏苡仁，煮来代米饭，一天三顿都吃，吃两天就好了。

所以薏苡仁的主要作用就是甘淡除湿健脾，清热排脓浊。

今天必须跟大家讲一个千金难买的，这不是危言耸听，这是马云讲的，未来困扰每一个家庭的不是有钱没钱，而是有没有癌症、大病。以前我们觉得一个地方有一两个得癌症的就很稀少，而现在一个家族得了癌症的现象，都已经越来越常见了。十年以后，癌症将困扰着每一个家庭，它不断地年轻化和传播。这就像灭火，你如果等森林大火起来再去灭就太晚了，所以你必须提前趁它还没形成之前，就遏制它。

所以这个保健方是千金不卖的，是治疗从头到脚的各类癌症，它都可以辨证去使用。

这个治癌的主方是黄芪50～80克、薏苡仁50～80克，补气除湿。三棱20克、莪术20克，通畅经脉。再加白芥子10克。

如果是偏燥热的，就要用重楼20克。以这六味药为基础。

如果是肺癌，就在这六味药加白英20～30克。

如果是肝癌就加穿破石20～30克。

如果是肠癌就加红藤20～30克。

如果是子宫癌就加败酱草20～30克。

如果是膀胱癌加猫爪草和猫须草两个一起联用，各20～30克。

如果是脑部的癌症、积水要加土茯苓20～30克。

如果是常见的鼻咽癌要加白花蛇舌草、半枝各20～30克。

如果你识得半枝莲可以伴蛇眠,就可以跟蛇睡在一起,你们去研究癌症就必须要研究解蛇毒的药。被蛇咬到了这种毒,你就可以用药把它治好,癌症也是有把握的。所以以前在江湖里头专门舞蛇的人,他们掌握的蛇药方就是治癌的。

而跌打医生跌打药也能够治某方面血脉堵塞的癌症。

这个方子是民间的一位治癌高手传给我们的。他看到我们义诊时,就把这个讲给我们,能让更多的人知道,所以我们以后会有《九死一生》这本书。

我们今天薏苡仁分享到这里,明天更精彩。

草药小贴士

薏苡仁,味甘淡,性凉,健脾,补肺,清热,利湿。治泄泻,湿痹,筋脉拘挛,屈伸不利,水肿,脚气,肺痿,肺痈,肠痈,淋浊,白带。

(1) 治病者一身尽疼,发热,日晡所剧者,名风湿,此病伤于汗出当风,或久伤取冷所致:麻黄(去节)半两(汤泡),甘草一两(炙),薏苡仁半两,杏仁十个(去皮尖,炒)。上锉麻豆大,每服四钱,水一盏半,煮八分,去滓温服,有微汗避风。

(2) 治风湿痹气,肢体痿痹,腰脊酸痛:薏苡仁一斤,真桑寄生、当归身、川续断、苍术(米泔水浸炒)各四两。分作十六剂,水煎服。

(3) 治久风湿痹,补正气,利肠胃,消水肿,除胸中邪气,治筋脉拘挛:薏苡仁为末,同粳米煮粥,日日食之。

(4) 去风湿,强筋骨,健脾胃:薏苡仁粉,同曲米酿酒,或袋盛煮酒饮之。

(5) 治水肿喘急:郁李仁二两。研,以水滤汁,煮薏苡

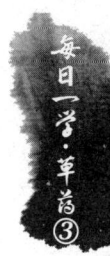

仁饭，日二食之。

(6) 治肺痿唾脓血：薏苡仁十两。杵碎，以水三升，煎一升，入酒少许服之。

(7) 治肺痈咳唾，心胸甲错者：以淳苦酒煮薏苡仁令浓，微温顿服之。肺若有血，当吐出愈。

(8) 治肺痈咯血：薏苡仁三台。捣烂，水二大盏，入酒少许，分二服。

(9) 治肠痈，其身甲错，腹皮急，按之濡如肿状，腹无积聚，身无热，脉数，此为肠内有痈脓：薏苡仁十分，附子二分，败酱五分。上三味，杵为末，取方寸匕，以水二升，煎减半，顿服，小便当下。

(10) 治肠痈：薏苡仁一升，牡丹皮、桃仁各三两，瓜瓣二升。上四味，以水六升，煮取二升，分再服。

(11) 治消渴饮水：薏苡仁煮粥饮，并煮粥食之。

(12) 治砂石热淋，痛不可忍：玉秫（子、叶、根皆可用），水煎热饮，夏月冷饮，以通为度。

第68日
天 麻

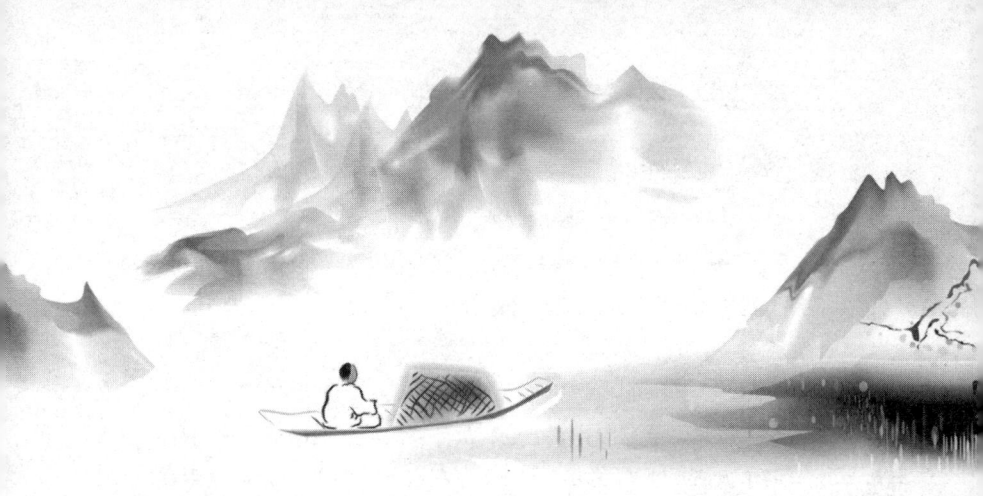

10月3日 晴 湖心亭公园

"每日一学·草药"昨天讲了薏苡仁，记住这句话"薏理脚气而除风湿"，其实它还有很多功效。

抽筋

脚抽筋可以用薏苡仁牛膝芍药甘草四味药，芍药甘草缓急止痛，薏苡仁牛膝引药入腰脚除湿。如果抽筋是年老体弱的，还要加淫羊藿、小伸筋草，淫羊藿可以壮肾阳，它又叫仙灵脾。凡是带仙通灵的药大家都要在意，因为它们都不是凡品。比如有一种可以吃的仙人掌一斤可以卖到100多元。

当初跟余老师时，余老师会给知心弟子讲两堂课，其中一堂就是"厌熟课"，你们刚来这里学习肯定会觉得很新鲜，新鲜感一过，就会出现厌烦的情绪，那堂课就是在关键时刻给我们以警钟。所以永远保持奋斗，就能保持年轻。

🍁 脾虚

薏苡仁可以用于脾虚湿盛。

有一个孩子咳嗽总是不好，我说用山药薏苡仁煲汤，每天渴了就喝汤，喝上三天就能痊愈。

🍁 脚肿

黄芪、薏苡仁、赤小豆、茯苓、川芎、益母草几味药专治中老年人脚肿，黄芪要用到50克左右，薏苡仁和赤小豆用30～50克都很正常。喝了几次，浮肿就消去一半，连续服用半个月，浮肿就全好了，原有的腰痛也好了。所以身体的湿气排净后，腰关节的炎症也会减轻。

打一个比喻，想要衣服迅速变干，首先就要用力把水挤出去，黄芪的作用相当于用力拧，赤小豆、薏苡仁、泽泻、茯苓的作用相当于把水引出去，而川芎能够升阳活血，可以使血脉通畅。

🍁 癌症

我们未来会出一本书叫《死里逃生》，专治疗癌症后期的患者，这也是《新肘后备急方》系列。

这是一位民间草医通读很多古籍后研制的药方，已经试效了许多癌症患者。黄芪50～80克，三棱、莪术各20克，薏苡仁50克，可以补气通经络除湿。若热毒重加重楼10克；若痰浊重，包块比较硬的加白芥子10克。

癌症有两个常见原因，一是血液变酸。

比如清澈江水里的鱼就很少生病，而污水是偏酸性的，里面的鱼，有的鳞破了，有的甚至长了包块。

而肉类大部分就是酸性的，所以肉类要少吃。蔬菜大部分是偏碱性的，比如萝卜、白菜通腹清肠，淮山健脾胃，薏苡仁除湿气，莲藕清心。蔬菜瓜果能使血液清澈，所以第一招是多吃蔬菜少吃肉。

第二招就是要有足够的氧气。

癌细胞大多是厌氧细胞，假如你不去运动，它就会拼命生长；相反如果你天天去运动，在大自然中吸饱空气以后，身体的新鲜空气增多，就不适合它生长了。同样你会发现，食物挂在空气流通的地方，两三天都不会坏。这个现象告诉我们，人想要长生不老，就要经常出去运动，比如爬山，空气流通之后，血液里氧气充足，就可以减慢细胞的老化。

我们继续看肝癌，如果偏热要加柴胡；偏寒要加吴茱萸。不管什么样的肝癌，都要加穿破石，因为它能破气通经。

肝癌病人要记住三点：戒烟酒、戒熬夜、戒生气。所有医生都会讲戒烟酒，很少讲戒生气，而生气是伐肝的一把利剑。

肺癌要加白英20～30克。偏热加百部，百部可以治疗肺热咳嗽不止，也能祛湿；偏寒加前胡。

肺癌病人要记住三点：一是不要去空气差的地方；二是不要生闷气，若气郁则是肺气不利；三是增加运动量，这样你的肺活量会变大，癌症就会变小。

胃癌，若偏热加蒲公英30～50克；偏寒加干姜5～10克，严重的加20克。胃癌病人要注意三点：一是吃饭不能太快；二是不能过饱过撑过腻；三是不要胡思乱想，因为忧思伤脾胃。

食管癌要加代赭石、威灵仙各10克。

食管癌病人要注意三点，一是绝对不能生气；二是喝的东西不能过冷过热；三是要远离手机、电脑这些电子产品，因为这些电子产品看久会让身体起火，因此煎炸烧烤也要少吃。

脑癌要加土茯苓50～80克，严重脑癌并且疼痛的要用到120克。土茯苓能够治疗顽固偏头痛，是因为它能将脑部积水引流到膀胱来排出体外。

脑癌病人要记住：

第一条，不要轻易去顶撞人。因为顶撞别人时，气机会瘀阻

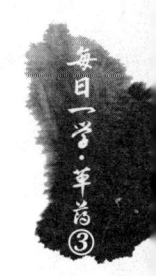

脑络，可能会感觉脑部硬硬的或者出现偏头痛。

第二条，一定要多晒阳光。因为脑部是清阳之所，它被浊阴占据，就必须借助太阳来清除阴霾。

第三条，不能吃带翅膀的食物。有一个脑癌患者吃过以后眼睛就出血了，他说鸡也没有在天空飞？我说鸡的祖先本身就在天空飞，因为它带翅膀后，头甩得很厉害，也就是说鸡是性偏燥的，所以性子比较急躁的吃下去后会更不舒服。上次有一个偏头痛的患者吃了家里人炖的土鸡炖参汤，当天晚上整晚睡不着，他说早知道不能吃就不吃了。

子宫癌要加败酱草和鱼腥草，这两味药可以祛除腥臭污浊。

鱼腥草可以把肺里的脏垢吸向膀胱跟子宫，而败酱草可以清除膀胱子宫周围的污浊，两者配伍效果很好。

子宫癌病人要注意三点：

一是绝对不能熬夜，因为熬夜会耗伤子宫的血。血气相当于我们的兵，当我们血气充足，兵壮国强时，贼寇会自动变为良民。所以我们治病就是要提高军事力量，提高到一定程度时，贼寇们会自动变为良民。所以上等的治癌方法是让癌细胞重新改过自新变为正常细胞。所以为了保证气血充足，子宫癌病人绝对不能熬夜。

二是绝对不能久坐，动一动病痛少，懒一懒多喝药，所以子宫癌病人要多走动。

三是绝对不能生怨气闷气。

生大气是阳怒上烧，而生闷气是往下烧。所以男性大多是肝脏方面的癌症，而女性大多是子宫方面的癌症。

乳腺癌跟肝癌是同样的治法，卵巢癌跟子宫癌也是同样的方法。

皮肤癌用金银花30克，蒲公英30克。其实皮肤癌就是血液不干净。所以我们用蒲公英跟金银花，加外用六神丸，六神丸捣烂后用醋调，外敷在皮肤上。皮肤癌病人注意：一是多晒太阳，要在早上9点前，下午4点后。二是要喝山泉水。空气好的地方，肺呼吸才会好。

有一个开油漆店的患者得了皮肤癌，一直难以痊愈，放弃油漆生意后慢慢就好了。三是要保持毛孔常出汗，皮下的污垢会随着汗液而排出。所以如果毛孔长期不出汗，病人皮下的污垢就永远洗不干净。

还有不管哪种癌症的疼痛都可以加元胡止痛片。

但是如果不改坏习惯，药物起到的功效也是有限的。

今天要讲的这味药，功效是平肝息风止痉，是治头晕的要药，它就是天麻。

头晕

曾经有位患者经常头晕，在大医院诊断过脑供血不足、血脉曲张、高血压等，反复治疗都没有效果。我说这样，你先试试黄芪跟天麻。天麻打成粉，用黄芪水送服，服用一段时间后，她的头晕至今几乎没有发作，像这样根治这么彻底，我也没有想到。

再讲一个大剂量治愈头晕的案例。

有一位阿婆，她的子孙非常孝顺，他们听说天麻可以治疗头晕头痛，就给她买了大量的天麻，剩下1斤左右就丢在柜子里，老人就不记得这是什么了，以为是煲汤料，就把大概1斤的天麻全部丢在锅里煮，喝下去之后就觉得头晕不发作了。然后她就打电话问孩子说，你这是什么药，效果这么好。他说，天麻一次吃几克就行了，你一次性全煮了。其实天麻是补益之品，因为她的病刚好是肝风内动，而且体虚，所以这么大剂量对于她是刚好适合的。

所以肝风内动头晕脑涨或高血压头晕，都可以用天麻煲汤或者打成粉服用。

有一个80多岁的老人头晕得很严重，我说用天麻与丹参，首先头晕是血脉不通，其次容易生气肝火就旺，所以用天麻降肝火，丹参通血脉，两者打成粉。

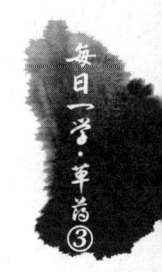

所以天麻配丹参是治疗高血压头晕的特效方子。

还有头晕常伴耳鸣，也就是高血压头晕伴有梅尼埃综合征，说明身体也有痰，就用天麻、陈皮、佛手再加薏苡仁，可以同时起到除湿、化痰、平肝的作用。服用了大半个月，头晕耳鸣就全好了。

还有一个中风后遗症的患者，头晕到需要有人搀扶才能走路。我说用天麻来炖汤，服用后效果很好，不用别人搀扶，自己可以拄拐杖走路了。所以天麻可以治疗中风偏瘫后头晕，认不定方向，因此天麻号称定风草。

癫痫

有些小孩子癫痫抽搐，服用天麻粉后，症状会减轻，虽然不一定能根治，但是一定会减轻。因为天麻能补虚，也能够平肝止痉。

体虚头痛

一个按摩师曾经经常淋雨、出汗，头痛很剧烈，每个月要发作2～3次，后来他碰到一个草医郎中，草医郎中说用天麻、川芎、白芷、丹参各20～30克。患者服用后至今头晕头痛都没有发作。所以因淋雨受寒，平时疲劳体虚的头痛，可用天麻补虚，川芎、白芷发散风寒，再配合丹参活血。

如果家里人的头痛日久不愈，可以用天麻10～15克，加到鸡蛋里面，做炒鸡蛋。以后我们就可以开素食馆，里面就有一道菜——天麻鸡蛋，专门治疗头晕。

我们今天分享到这里，明天更精彩！

草药小贴士

天麻润而不燥，主入肝经，长于平肝息风，凡肝风内动、头目眩晕之症，不论虚实，均为要药。

(1) 治偏正头痛，首风攻注，眼目肿疼昏暗，头目旋运，起坐不能：天麻75克，附子（炮制，去皮、脐）50克，半夏（汤洗七遍，去滑）50克，荆芥穗25克，木香25克，桂（去粗皮）0.5克，芎䓖25克。上七味，捣罗为末，入乳香匀和，滴水为丸如梧桐子大。每服五丸，渐加至十丸，茶清下，日三。

(2) 消风化痰，清利头目，宽胸利膈，治心忪烦闷，头晕欲倒，项急，肩背拘倦，神昏多睡，肢节烦痛，皮肤瘙痒，偏正头痛，鼻齆，面目虚浮：天麻25克，芎䓖100克。为末，炼蜜丸如芡子大。每食后嚼一丸，茶酒任下。(《普济方》天麻丸)

(3) 治中风手足不遂，筋骨疼痛，行步艰难，腰膝沉重：天麻100克，地榆50克，没药（研）1.5克，玄参、乌头（炮制，去皮、脐）各50克，麝香（研）0.5克。上六味，除麝香、没药细研外，同捣罗为末，与研药拌匀，炼蜜和丸如梧桐子大。每服二十丸，温酒下，空心晚食前服。

(4) 妇人风痹，手足不遂：天麻（切）、牛膝、附子、杜仲各100克。上药细锉，以生绢袋盛，用好酒一斗五升，浸经七日，每服温饮下一小盏。

(5) 治风湿脚气，筋骨疼痛，皮肤不仁：天麻（生用）250克，麻黄（去根、节）500克，草乌头（炮，去皮）、藿香叶、半夏（炮黄色）、白面（炒）各250克。上六味，捣罗为细末，滴水丸如鸡头大，丹砂为衣。每服一丸，茶酒嚼下，日三服，不拘时。

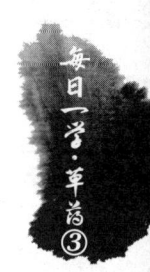

(6) 治小儿风痰搐搦，急慢惊风，风痫：天麻（酒洗，炒）75克，胆星150克，僵蚕（俱炒）100克，天竺黄50克，明雄黄25克。俱研细，总和匀，半夏曲100克，为末，打糊丸如弹子大。用薄荷、生姜泡浓汤，调化一丸，或二、三丸。

(7) 治小儿诸惊：天麻半两，全蝎（去毒，炒）50克，天南星（炮，去皮）25克，白僵蚕（炒，去丝）10克。共为细末，酒煮面糊为丸，如天麻子大。一岁每服十丸至十五丸。荆芥汤下，此药性温，可以常服。

第69日
枸杞

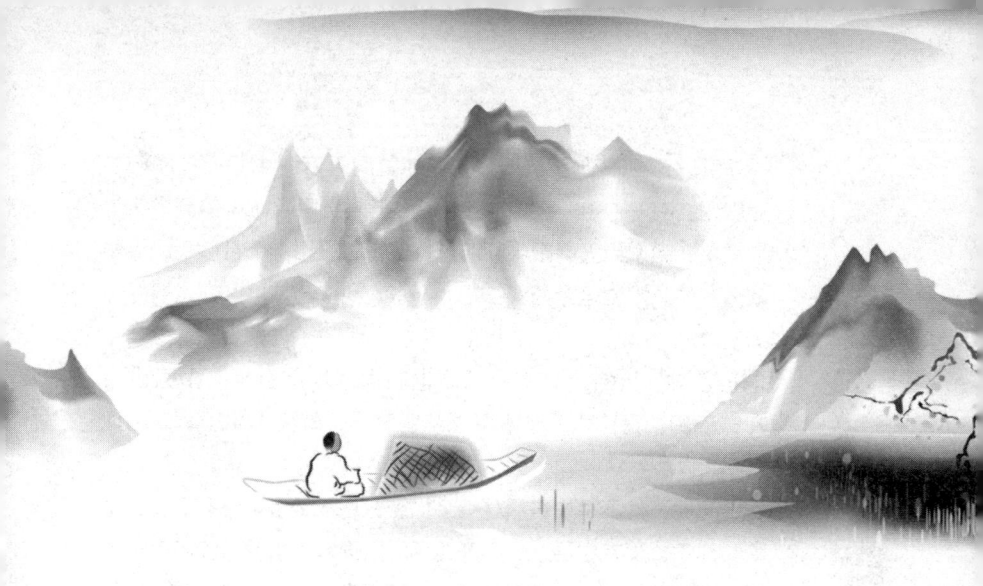

10月4日 晴 湖心亭公园

"每日一学·草药"昨天讲了天麻，它也叫定风草，说明它能治风；因为它的地上部分像一支红色的箭，也叫赤箭，它没有叶子不含叶绿素，是靠块根在土壤里头吸收菌类来生长。

头晕头痛

天麻能平肝息风止痉。

老年人头晕首选天麻，头晕日久气虚用天麻加黄芪；中风后遗症患者头晕兼半身不遂，用天麻、黄芪加丹参；头痛很严重的患者吃天麻炒鸡蛋；高血压头晕用天麻、牛膝、钩藤。

天麻有七大奇效。

第一个是防止高血压，患高血压的原因一般是压力大、吃东西过咸、过饱或熬夜太多虚火上亢。

所以碰到高血压头晕，张锡纯就用天麻配牛膝，打成粉末后服用。有一个60多岁的患者，由于久坐引起血压偏高，头也经常晕。我说用天麻跟牛膝两个打成粉，服用半个月以后，头晕就没有了。她说这个药实在是太好了。我说药效再好你也要经常运动。

第二个是治疗耳鸣。耳鸣也叫梅尼埃综合征，中医讲肾开窍于耳，肾主水，若水不能从膀胱走，就会上犯于耳，出现耳鸣。

问他，是不是生气后耳鸣会加重？是不是水果吃多了也会耳鸣？都是，那就要治水与平肝，平肝用天麻，水湿重加泽泻与白术。《伤寒论》讲：支饮苦冒眩，泽泻汤主之。

泽泻白术两味药治疗水湿耳鸣效果很好，看到舌质偏白，偏胖，舌苔滑，就用天麻10克，泽泻30克，白术20克，服用后水湿通利，耳朵也会通透。

第三个是各类内伤头痛，这不是感冒引起的外感头痛。

外感风寒头痛用解表的药物，至于高血压引起的内伤头痛，可以将天麻川芎一起打粉放入鸡蛋，做炒鸡蛋，吃一段时间后，头晕头痛就很少发作，而且疲劳后疼痛的症状也可以改善，这说明天麻可以补虚。炒蛋时炒一下就可以吃了，不能煮太久了，因为川芎会随热气而消散。手脚冰凉的人可以用天麻、党参和当归。

石印村的一个腿脚不利的患者，服药一段时间后，复诊时就能跑步了。后来那段时间就有特别多拄着拐杖的人来找我看病。方子就是天麻、三七、丹参，打成粉，天麻平肝，三七丹参和气血，三味药1比1打成粉，拌在一起，每天吃2～3次。这个方子也可以治疗中风偏瘫后脑子经常梗堵，言语不清楚，记忆力严重减退，头晕难以吃饭等症状。

这个方子如果做成胶囊，就可以送给航天员，能增强抗眩晕的能力。也可以送给边疆战士，能改善缺氧疲劳的状态。还有大家也可以在练功前温水送服天麻、丹参、三七或者党参的粉末，这样可以保持气息绵长，也能轻易没有劳伤。

金昌叔也讲过，他干活之后筋骨恢复得快的主要原因是他平常就准备了党参、龙眼肉、天麻、三七粉；如果比较累的话就多一点党参，如果觉得容易疲劳就多一点龙眼肉；如果筋骨痛就多一点三七；如果今天觉得晕晕的就多一点天麻。他说第二天起来就又能龙精虎猛。这也是一个老人能活到80多岁还动作不衰的原因吧。

第五个是老年痴呆。

如果不容易上火就用人参、天麻；相反容易上火就用西洋参、天麻。

日本之前做过研究，就是把人放在过山车里，一个吃天麻粉，一个不吃，结果就是吃的人下来后很快就恢复了，不吃的那个要很久了才恢复过来。可见这个对航天的脑部保健是非常有效的。

然后他们又做一个实验，治疗老年痴呆的患者是，一组用天麻，一组不用，结果用天麻的那一组，恢复得比另外一组要快很多。

第六个是手抖。我们一般是在生气和紧张时会手抖，这是因为肝风内动，所以要平肝息风。还有饥饿时也能手抖，所以要找一味平肝又补虚的药，那就是天麻。

之前在老师那碰到过一例，小孩子手抖，头也在摇，就用四君子加天麻。为什么用四君子？因为"无虚不抖无风不抖"。

假如有两棵树，一棵种在盆里，一棵种在大地。盆里生长的树见风吹就倒了，而大地里根基厚所以轻易不会被吹倒。而四君子就相当于加固地基，再加天麻定风，就可以治疗肢体摇颤。

第七个是手脚麻木。治疗手脚麻木有很多方法，之前分享过一个风湿奇方。如果中老年人日久不愈，就在奇方中加天麻。像颈椎压迫、腰椎增生、三高、脏腑气血不足或者中风先兆都可以导致手脚麻木，也被张仲景称之为血痹，总的病因无外乎气血不足和气血堵塞两种。气血不足用黄芪、当归、天麻、鸡血藤四味

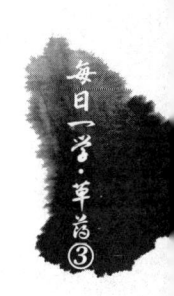

药；气血堵塞用威灵仙宣通经脉，丹参活血，这也就是治疗肢体麻木的麻六药。

二村有个患者说大腿麻，我就直接开了麻六药。刚开始他有点不相信，回去喝了一段时间，复诊时就说真的好多了。所以无论麻木是气血不足还是经络不通，我们都要先大补气血，再疏通经络。正如张锡纯讲：周身之气通而不滞塞，血活不留瘀，气通血活。

今天要讲哪一味药呢？枸杞子的大哥——黑枸杞，色黑入肾，浑身是宝。

骨蒸潮热

首先从根部讲，也就是地骨皮，更年期的妇女经常觉得骨头发热，用地骨皮加知母20～30克，水煎服下去，蒸热感当晚就会慢慢退掉。这个药方也可治疗肺结核引起的骨蒸潮热。

牙痛

地骨皮有穿透作用，可以补骨里的水分。

有一个老人的牙痛很剧烈，吃了止痛药后又复发。我说用骨碎补、地骨皮、白芷，也叫凤阳三药，骨碎补30～50克，地骨皮10～20克，白芷10克。一剂药就好了。

骨主齿，所以只要把骨里的水分补足，就不会蒸蒸发热，也就不会牙痛了。其实好多牙痛都是由于长期焦虑紧张加上忘记喝水，再吃顿煎炸烧烤就发作了。因此要远离燥性的食物，也要多喝水。

血证

上次义诊遇到一个老阿姨，手上有大片的出血点，不敢用手碰。我们就给她开了三剂药，用四逆散加墨旱莲和地骨皮。墨旱莲能凉血止血，地骨皮能滋阴清热凉血，配上白芍收敛止血。

这三味药治疗妇人崩漏效果也很好，所以妇人崩漏日久体虚就可以用归脾丸加地骨皮、墨旱莲、白芍。

糖尿病

身体里的水不够，火就会旺，火旺就会干渴，所以糖尿病患者喝水也不能解渴，因为喝的水不能滋养骨骼，上面喝，下面就尿出来了。我们用地骨皮、麦冬、葛根水煎服，因为葛根可以把水输送到肩颈和四肢。

有一个糖尿病患者晚上总是咳醒，我说给你提倡一个小药茶方：地骨皮、葛根、麦冬各10～20克，泡茶喝，晚上咳醒的现象就消失了。

而张锡纯更厉害，只用一味药。他以前既要读书、看病、进医院又要著书立说。他在著书立说时经常干咳，他想不如试试养阴的药，地骨皮嚼了很难吃，就抓了它的籽——枸杞子，在晚上睡觉前嚼服，几天后晚上咳醒的现象就没有了，这个在《医学衷中参西录》里有记载。所以枸杞子嚼服要比泡水的效果好。也有报告说这是因为枸杞子煮太久会流失营养成分，效果减退。

我之前和大家讲了，每天讲课不累，写作不累，看病也不累，其实最累的就是练功。我每天起来都要做几十个踢腿和俯卧撑，你们每天起来也要有早课，这都是风雨无阻的。

之前有个小和尚觉得生病了不舒服，就跟老师父说，师父，我今天头晕不舒服，想请假不去做早课。老师父说会死吗？他说不会死。老师父说，那我告诉你，所有伟大的人物都不是轻易成功的，都是在不舒服的时候一直坚持最后成功的。之后小和尚也就乖乖地去做早课，这个小和尚最后也成为人人敬仰的法师。所以不舒服的时候正是你努力用功的时候。

骨痛

高血压头晕目眩用天麻、地骨皮。天麻从上面降，地骨皮引到下面来，所以跟骨痛就可以用骨碎补、地骨皮；比如引到膝盖可以用牛膝；引到腰可以用杜仲；引到脚跟就用地骨皮，所以

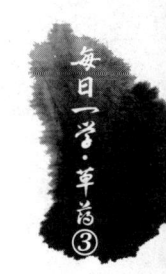

骨膜疼痛一般都要用它，骨伤骨折后局部发炎发痛也可以用它消炎、消痛。

肺热

有个小孩子咳嗽肺热，咳黄痰，尿黄，就用地骨皮、桑白皮、黄芩三味药。当初李时珍得了骨蒸肺热，身体就像火烧一样，他爸就用这三味药，当天喝下去，热就退得干干净净，第二天就恢复正常了。所以遇到发热总是不退，就重用黄芩30～50克。我们以后也要出《重磅出击》这本书，让你们知道每味药大剂量使用都有什么奇效。

人的身体就像车子一样，开车开久了，水箱里的水越来越少后它就开始发热，所以长途汽车开一段时间后必须停下来加水。那人怎么加水？地骨皮就可以退热除蒸。所以看到一个人经常火冒三丈就用地骨皮，比用柴胡、橘叶都有效。

有一个经理经常郁闷发火，我说是肝郁气结可以用菊叶泡茶。喝了一段时间，小火也比较少了，但不久火气又大了，他说药没有效果，我一听声音就知道他比较急躁，我说你上次是肝郁化火，这次是阴虚火旺，这是不一样的。生气有两个类型：一是水不足会火大，一是郁闷。若郁闷用菊叶，若水不够用地骨皮。我说用地骨皮、枸杞子还有橘子叶水煎服，喝了第二天火就小了。

所以对于经常发脾气的病人就要提倡疏肝解郁、滋阴降火的治法。

比如所有类型的脾气都可以在四逆散里找到相应药材。

若是肝郁气滞，用四逆散的柴胡疏肝解郁；

若是阴虚火旺，用芍药甘草滋阴降火；

若火降不下来，就加地骨皮，这就是降火汤；

若不能解郁，就用橘子叶、陈皮、香附；

如果还是生气，觉得胸部胀闷灼热，就用枳实枳壳破胸锤。

其实人发脾气，是身体在自救。比如田地里都是垃圾，而你会用什么办法处理它？一把火烧掉，那些草木灰也可以循环使用。若觉得身体有堵塞，人就想借助发火来燃烧它。但是偏偏有好多东西是消不掉的。

所以当发脾气燃烧不掉时，就用枳壳把它打下去。所以枳壳四逆散就可以治疗顽固坏脾气。

吹得走的用柴胡；用水浇得灭的用芍药、甘草；又吹不走，又浇不灭的就用枳壳打包清走。

所以人其实很简单，你要领悟到百病皆生于气，气理顺了，任何一味药都可以悟到。

今天分享到这里，更多精彩在明天。

草药小贴士

枸杞子味甘、性平，具有滋阴补血，益精明目等作用。用于治疗因肝肾阴虚或精血不足而引起的头昏、目眩、腰膝酸软、阳痿早泄、遗精、白带过多及糖尿病等症。

李时珍《本草纲目》记载："春采枸杞叶，名天精草；夏采花，名长生草；秋采子，名枸杞子；冬采根，名地骨皮"。

(1) 妊娠呕吐：枸杞子、黄芩各50克。置带盖瓷缸内，以沸水冲浸，待温时频频饮服，喝完后可再用沸水冲，以愈为度。

(2) 糖尿病：枸杞子30克，兔肉250克，加水适量，文火炖熟后加盐调味，取汤饮用。

(3) 肥胖病：枸杞子30克，每日1剂，当茶冲浸，频服，或早晚各1次。

(4) 慢性萎缩性胃炎：宁夏枸杞子洗净，烘干打碎分装，每日20克，分2次于空腹时嚼服，2个月为1个疗程。

(5) 男性不育：枸杞子每晚15克，嚼碎咽下，连服1个

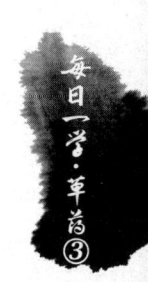

月为1个疗程。一般服至精液常规转正常后再服1个疗程。俗话说"离家百里，不食枸杞"。

(6) 老年人夜间口干：每晚睡前取枸杞子30克，用开水洗净后徐徐嚼服。服用10天后可见效。

(7) 压疮：枸杞子50克，烘脆研末，麻油200克熬沸，待冷倒入枸杞子粉，加冰片0.5克搅匀，外敷疮面，每日1次。

(8) 冻疮：枸杞子20克，白芷5克，吴茱萸5克，分别烘脆研末，加香脂适量调成膏状，涂于患处，每隔4～6小时涂1次，连用5天可愈。

(9) 疗疮痛疖：枸杞子15克，烘脆研末，加凡士林50克制成软膏，外涂患处，每日1次，一般3～5日可愈。

(10) 烫伤：枸杞子40克，烘脆研细末，麻油120克加热至沸，离火倒入枸杞子粉搅匀，以消毒药棉蘸浸药油涂于患处，局部包扎，每6小时涂药1次，一般半小时痛减，5天痊愈。

第70日
何首乌

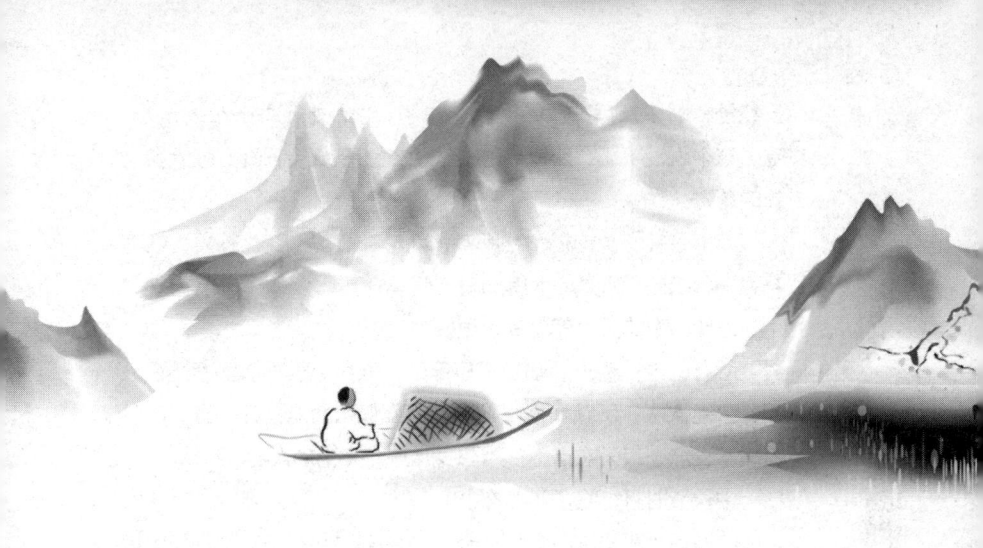

10月5日 晴 湖心亭公园

"每日一学·草药"昨天讲到枸杞子,地骨皮是它的根。

地骨皮能够滋阴降火,所以更年期或者熬夜后阴虚火旺,用地骨皮20～30克水煎服。而枸杞子可以补肝肾。

枸杞子是红色的,也叫红果。色红大多入血分,能补血。所以我们有一个延年益寿的方子,是五红汤。妇人贫血的、月经量少、嘴唇发白、手脚冰凉、头晕目眩等都是气血不足,就可以用五红汤。

哪五红?枸杞子一红,红枣二红,红衣花生三红,红糖四红,红小豆或者赤小豆五红。喝过之后,手脚酸软,或者肌肉劳伤,可以迅速恢复。所以这个汤方是真正的中药红牛。因为它是全红的,也都是粮食,所以它是没有副作用的。

深圳有一个患者做了化疗后,血细胞升不上去,我建议她用五红汤,喝了以后,血细胞就上去了。之前她不敢去公园散步,吃了这个就没事了。所以我感受到五红汤是从头到脚五脏六腑全补的药方。

赤小豆补心,枸杞子补肝肾,红糖补心脾,花生补胃,红枣补脾,所以这个方是心肝脾肺肾五脏俱补。

为什么枣的滋阴养血效果更好?

所有的果实晒干后都是干瘪瘪的,唯独枣晒干后里面还很滋润,它能保水,所以女人吃下去,面部保水功能会好一点。所以若想不衰老,每天吃点枣;若想身体好,煮粥加大枣。

中秋节时月饼吃多了怎么办?

我说用小青柑或者在橘子还没成熟的时候,把它割开,肉掏出来,塞进绿茶或者茶叶或者陈皮或者鸡屎藤,这样就可以消积化气。

如果在月饼里可以放2～3个小青柑,或者放一点陈皮粉,这样就可以很好地解腻,这也是月饼新的发财之路。同样,消积化是我们客家人做包饭的智慧之处,包饭配着布荆茶,你吃了三个包饭,觉得很饱,再来一杯布荆茶,腻气就会被消化。

枸杞子有五大功用,《神农本草经》讲它是上品药,上品药服用能坚筋骨,轻身不老,耐寒暑。

它能够坚筋骨,比如少林寺练武功,原来药房里除了药酒还给每个僧人配有黄精、枸杞、芝麻之类的药材。筋骨的固密程度会很强,骨钙就不容易流失。

所以老年人容易骨质疏松,钙流失。

像前段时间有一个膝关节痛的老人,她说没时间熬药。我说想要补你的钙,中医就一味药——枸杞子。因为它增强肾的封藏功。肾的封藏功能加强,钙就不容易流失了。所以钙是不用补的,要靠你身体的肾功能加强。我说枸杞子要一天一抓,记得嚼服,不要泡水,嚼得越细越好。

枸杞的第一大功效就是延年益寿。

比如你最近觉得工作或者出差旅行,舟车劳顿很疲劳,觉得腿脚力量不太够。抗疲劳第一药枸杞子，恢复体力有特效，抓一把以后，记住宁夏的枸杞是非常好的，宁夏的枸杞是道地药材，大概一次10～20克，可以晚上嚼服，因为补肾的药在晚上吃，就可以发挥强筋健骨的作用。像黄芪就要在早上吃，可以升阳。

因为服药讲究时节，所以补气的药要早上服，补肾补精的药要晚上吃。

上次有个老人的脚酸软无力，煲药又不方便，然后问我怎么办？我说老年人只要腰脚酸软无力，大多是脾肾两虚，早上8—9点服用一次补中益气丸，晚上4—5点服用一次金匮肾气丸。

早上补脾保证全天的消化，晚上补肾可以保证睡眠，没有夜尿。

他说吃药后就没有夜尿了。大概半个月就恢复正常了。所以药用得好就可以延年益寿、提高抵抗力以及耐老。

第二大功效就是治疗不孕不育。它是籽类药，又补肾。枸杞子里面有很多籽，它也叫多籽。

上海有一对不孕不育的夫妻，他们是肾阳不够，精子数量不够，精子活动度较低。然后就吃了五子衍宗丸，因为里面含的枸杞子量不够多，所以还要嚼服枸杞子。五子衍宗丸由五种子类药组成，五味子、菟丝子、覆盆子、枸杞子、车前子。

因为种子是植物传宗接代的方式，人体传宗接代要靠精子卵子，以籽通子，所以种子类药大多入肝肾。不孕不育或者肾功能不足或尿频急或精弱就用枸杞子30克，晚上嚼服，若普通保健，10克就够了。

古人记载离家千里勿食枸杞，因为像读书人一般都不是真的疲劳，所以千万不要轻易吃。还有心性不定的人不能吃枸杞子，只有心性定的人吃了才对身体好。

第三大功效是明目。它又叫明目子，它能够点亮你的眼睛。

以前有个大诗人叫陆游，号称写了60多年，写了1万多首诗，而且有很多是相当精彩的。为什么他到80多岁还可以照样写诗，因为他经常服用枸杞，他还特别写诗去赞叹枸杞子，说早

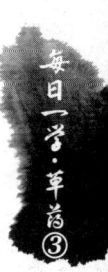

晨起来茅屋很干净，我听到钟声，然后就拿起枸杞子来尝。

枸杞子明目的功效，主要用于青年人视力下降和老年人视物昏花。它能够聪耳明目。

山里有一个老人耳鸣眼花，所以差不多天黑，他就要赶紧回家了。我用杞菊地黄丸，枸杞子菊花加六味地黄丸，吃了半个月以后，耳朵不叫了，眼睛也亮了，所以枸杞明目的功效是非常好的。

如果老人眼花，少年近视，糖尿病，白内障，视物疲劳，眼睛干涩等，就用菊花泡茶来嚼服枸杞子。菊花配伍枸杞子，花升子降，花是往上开的，子是往下落的。枸杞子能补肾，菊花能入肝，疏肝解郁，就能开心，所以心开郁解，肾精充满，因此是绝配。如果老年人疲劳过后不开心，也可以用菊花枸杞，喝下去既能抗疲劳又能醒神悦智。

第四大功效是保肝护胆。

急躁易怒，高血压，肝部有损伤，或者脂肪肝，或者血管硬化，或者头晕，都可以喝这个药方。

这是一个上好的调肝养肝汤。上次脂肪肝患者喝了这个，就把脂肪降下来，也减掉十多斤。

枸杞子、决明子各15克，枸杞子补肝，决明子能够明目通便，也能排肝毒。荷叶降脂，山楂消肉积，血压高加车前子或者泽泻，泽泻降压。

我把这个方子介绍给五村的一个工人，他当时得了痛风，尿酸是600多，喝了半个月，就变成300多了。所以这个泡茶汤还可以去尿酸去血脂，因为荷叶可以消除血液里的杂质。

如果一直运动也不能消脂，就加点山楂跟枸杞子来煮茶水，再去运动就会消得很快。所以只讲练不讲吃的减肥是不彻底的。

因此运动期间，可以吃枸杞子和山楂，因为能消积化腻；而大鱼大肉不该吃。

这也是居家常备的减肥降脂茶。

第五大功效是生津止渴。

老年人晚上经常因为口干而醒过来，难以再次入睡。

首选就是枸杞子，要在晚上睡前嚼服。《医学衷中参西录》里面讲到张锡纯经常读书透支身体后，总是在半夜因为口渴醒来。如果你碰到这种症状，就去买半斤枸杞子，一次30克，每天睡前嚼服，吃了三天就会好。嚼服几天后，张锡纯早上醒来，觉得精神格外充足，而且晚上干醒的现象也没有了。所以枸杞子既能滋阴也能补阳。

你们看树木什么时候会干掉？没有水和阳光的时候。如果你不让它晒太阳，即使天天施肥浇水，它也会干死。

所以好多老人家说我一天喝一大壶水，还很干燥，那是因为你喝下去的水没有经过阳气的运化直接经尿排出。

所以治疗口干口燥，一是滋阴，枸杞子的汁液是甜的，甘甜益力能滋阴液；二是它是红色的，红色代表着积极、热情、冲动，所以一个人郁闷时要多穿红色衣服，枸杞子由于色红能温肾阳，阳液能升到口腔。所以它既能滋阴又能滋润五脏六腑，让五脏六腑都能喝到水，所以这是一味美容圣品。

以前有一个落后的山区里，盛产高寿之人。有一个旅客路过那里发现一个年轻的妇女在打一个老人，而且打得很凶。那个游客上去问你怎么能打老人呢？你这是不孝啊。

我怎么不孝了，他是我儿子。

你儿子这么老，你怎么还不老？

他就是不肯服用枸杞子，才老得这么快。

所以打老儿丸是这样来的，这也是道家修真必用的枸杞子。

好多人说吃了枸杞子效果没有那么好，那是因为你没有细嚼慢咽要反复地嚼，然后慢慢咽下去。

一个熟食店老板做得非常好，他说我再累也要按照曾老师的方法服用枸杞或者喝水，第二天精神就会很足。

我说我以前教你什么方法？

他说你教我，累了困了后将热水倒出来，倒到鸡蛋壳里，品水，一杯，再一杯。不能品茶，品茶太兴奋，身体反而更累；要

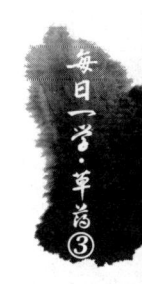

品水，再嚼几颗枸杞子，再品一杯水，嚼几颗再品一杯水。

他说只要反复半个小时，一整天就会精气充足。

所以药物很重要，方法也很重要。

其实枸杞子还有好多精彩的要讲，但是我们时间有限，我们讲好东西总是会留一手。

今天要讲的这味药号称黑发神，什么叫黑发神？头发不乌黑不亮泽就要找它。何时白首能够变乌？也就是何首乌。它能补肝肾。

生的何首乌吃了会拉肚子，因为一般生的何首乌是凉血的，吃了可以通便润肠；但九蒸九晒以后的何首乌，补肝肾力量非常强。

我看这个方子，明天再来公布吧，因为它太宝贵了，这是以前道人花了千金才买过来的，而且这是任之堂的秘密武器。这个生发丸，有太多人买了，全国各地基本上都有人要。我们留着明天讲。

头发花白

血虚，头发花白，或者放化疗或者年老体衰过后，可以用制首乌，不一定要九蒸九晒，但起码要三蒸三晒。

药店里可以买到两种熟地黄：一种是普通的，一种是九制熟地黄。

九制熟地黄就跟九制黄精一样，身体疲劳时，黄精、熟地黄、枸杞抓一把，用温开水送服，补精血效果非常好，所以制首乌加上熟地黄各20克左右，水煎服，或者直接嚼服，或者九蒸九晒的温水送服。连续1～2个月，头发就会比较亮泽，表面明显有一层保护膜，这就是金水相生的效果。

贫血

贫血时可以用首乌跟当归，当归为血家圣药。一般男用制首乌，女用当归。但是现在制首乌、当归可以合用。

那次一个老人腿痛很严重，膝盖骨好像没油一样，走路会铛铛地响。我说这就是膝盖骨里缺气血。而且他还有大便不通，3～5天一次，很艰难。我说用制首乌30克、九制熟地黄30克、肉苁蓉30克。肉苁蓉号称老年人便秘的克星，吃了后，大便从从容容，像散步一样很从容就出来了。这三味药就可以补足肾水。

我告诉你，大便如果像顺水推舟那么快，而且不粘厕所，这个人就是健康的。如果超过1～2分钟的，而且还粘厕所的，表明脏腑有湿毒，这时候要提醒你，身体要休息，不要乱吃东西。

所以老年人膝关节退化，三味药制首乌、熟地黄跟肉苁蓉。

半个月后，老人家来复查。他说，我的脚现在恢复得很好，现在每2天必须保持一次大便，而且吃这个药跟泻药不一样，以前吃泻药能通便，但是通过后觉得人很虚、无力，现在吃这个润肠的药，通便过后，人觉得很有力，而且也不会沮丧。

你看中药很奇怪，它可以让人沮丧，也可以让人开心。

这是因为你有用不完的体力后，身体自动就会开心。所以现在很多人他开心不起来，就是因为体力活干得少，体力活干得多以后，再加上适当补益药，这样一个人精充神满，他会不开心吗？不会。

所以人家问我说，曾老师，你会治癌症大病吗？

我说我不会，我只会教你割草、铲泥、种地，你能做好了，回归到正常人，手能提、肩能挑、胃能吃、能睡觉，这样你的这些病就会减少。

脱发

首乌对于脱发效果比较好，可用"七宝美髯丹"，什么意思？古代的关公又叫美髯公，他的胡须很漂亮。再加上中医有七宝，七宝里有何首乌可以乌须黑发，菟丝子能够补肝肾，枸杞子可以明目，还有茯苓、牛膝、补骨脂、当归，七宝一下去就能让你的头发变得亮泽美丽。

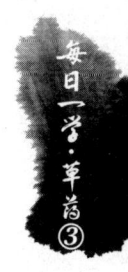

脂肪肝

胆固醇偏高,脂肪肝的患者可以用何首乌、枸杞子和山楂,这三味药降胆固醇有非常好的效果。

这个就是我们的何首乌。

我们今天分享到这里,更多的精彩在明天。

草药小贴士

何首乌味苦甘涩,性微温。养血滋阴;润肠通便;截疟;祛风;解毒。主血虚头昏目眩,心悸,失眠,肝肾阴虚之腰膝酸软,须发早白,耳鸣,遗精,肠燥便秘,久疟体虚,瘰痒,疮痈,瘰疬,痔疮。

(1) 乌须发,壮筋骨,固精气:赤、白何首乌各1斤(米泔水浸三四日,瓷片刮去皮,用淘净黑豆二升,以砂锅木甑铺豆及首乌,重重铺盖,蒸至豆熟取出,去豆、曝干,换豆再蒸,如此九次,曝干为末),赤、白茯苓各一斤(去皮,研末,以水淘去筋膜及浮者,取沉者捻块,以人乳十碗浸匀,晒干,研末),牛膝八两(去苗,酒浸一日,同何首乌第七次蒸之,至第九次止,晒干),当归八两(酒浸,晒),枸杞子八两(酒浸,晒),菟丝子八两(酒浸生芽,研烂,晒),补骨脂四两(以黑芝麻炒香,并忌铁器,石臼捣为末)。炼蜜和丸弹子大一百五十九,每日三丸,清晨温酒下,午时姜汤下,卧时盐汤下。其余并丸梧子大,每日空心酒服一百丸,久服极验。(《积善堂经验方》七宝美髯丹)

(2) 治骨软风,腰膝痛,行履不得,遍身瘙痒:首乌大而有花纹者,同牛膝(锉)各一斤。以好酒一升,浸七宿,曝干,于木臼内捣末,蜜丸。每日空心食前酒下三五十丸。(《经验方》)

(3)治久疟阴虚,热多寒少,以此补而截之:何首乌,为末,鳖血为丸,黄豆大,辰砂为衣,临发,五更白汤送下二丸。(《赤水玄珠》何首乌丸)

(4)治气血俱虚,久疟不止:何首乌(自三钱以至一两,随轻重用之),当归二、三钱,人参三、五钱(或一两,随宜),陈皮二、三钱(大虚不必用),煨生姜三片(多寒者用三、五钱)。水二盅,煎八分,于发前二、三时温服之。若善饮者,以酒浸一宿,次早加水一盅水煎服亦妙,再煎不必用酒。(《景岳全书》何人饮)

(5)治遍身疮肿痒痛:防风、苦参、何首乌、薄荷各等份。上为粗末,每用药半两,水、酒各一半,共用一斗六升,煎十沸,热洗,于避风处睡一觉。(《外科精要》何首乌散)

(6)治颈项生瘰疬,咽喉不利:何首乌二两,昆布(洗去咸味)二两,雀儿粪(微炒)一两,麝香(细研)一分,皂荚(去黑皮,涂酥,炙令黄,去子)十挺。上药,捣罗为末,入前研药一处,同研令匀,用精白羊肉一斤,细切,更研相和,捣五、七百杵,丸如梧桐子大。每于食后,以荆芥汤下十五丸。(《圣惠方》何首乌丸)

(7)治瘰疬延蔓,寒热羸瘦,乃肝(经)郁火,久不治成劳:何首乌如拳大者一斤,去皮如法制,配夏枯草四两,土贝母、当归、香附各三两,川芎一两。共为末,炼蜜丸。每早、晚各服三钱。(《本草汇言》)

(8)治疥癣满身:何首乌、艾各等份,锉为末。上相度疮多少用药,并水煎令浓,盆内盛洗,甚解痛生肌。(《博济方》)

(9)治大肠风毒,泻血不止:何首乌二两,捣细罗为散,每于食前,以温粥饮调下一钱。(《圣惠方》)

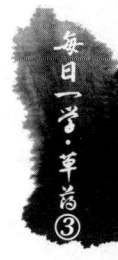

(10) 治自汗不止：何首乌末，水调。封脐中。(《濒湖集简方》)

(11) 治破伤血出：何首乌末敷之即止。(《卫生杂兴》)

(12) 治肝肾亏虚，腰膝酸软，头晕目花，耳鸣耳聋：亦常配伍桑葚子、黑芝麻、杜仲等，如首延寿丹。(《世补斋医书》)

第71日
大 枣

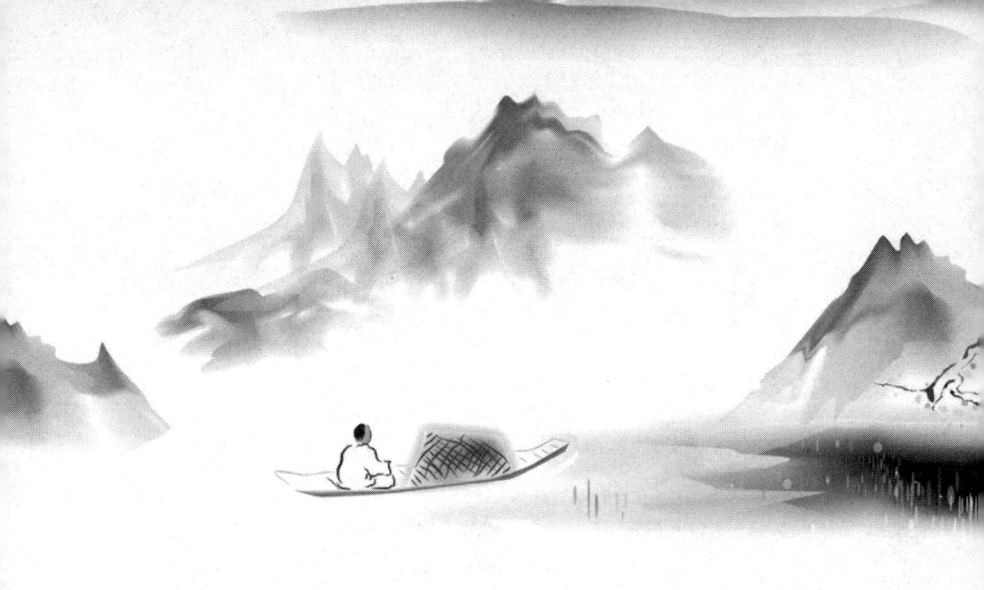

10月6日 晴 湖心亭公园

昨天"每日一学·草药"学到何首乌，主要功效就是乌须黑发，延年益寿，滋阴养血。生用能通便，制用能补精血。

精血不足

如果头发花白、熬夜或者老年人腰酸腿软，可以用何首乌、熟地黄各20克，煎水，能补肝肾。

用制何首乌、黄精和腰三药杜仲、枸杞子、黄芪可以壮腰膝。

我曾经用这五味药治愈一例腰膝酸痛长达半年的患者，他服用十剂就好了。所以这五味药补腰肾精血的能力很峻猛，黄精脾肾并补，制首乌和枸杞子都能补肝肾，而黄芪是肺脾并举，能够升提肺脾之气，相当于心肝脾肺肾的精血俱补，杜仲可以把药引入腰部。

如果一个人衰老体虚、疲惫、抵抗力下降，就表明精血不足，所以要使精血充足，身体才会强大。

现代研究发现，何首乌有助于胆固醇的分解，所以我们常把何首乌跟山楂、荷叶一起制成泡茶方，是上好的降脂方。

心肾不交

何首乌的藤叫首乌藤，白天分开，晚上抱在一起，所以它有助于心肾相交。如果人晚上兴奋难以入睡就是心肾不交，可用首乌藤50克水煎服用。

有一个患者严重失眠，每到晚上大脑就很兴奋，这是阳不入阴。我用首乌藤80克煎水送服元胡止痛片，晚上喝一次就够了，当天晚上就睡得很香。所以重用首乌藤和延胡索可以有很强的安神助眠的效果，很多研究报告里都有证实。所以延胡索可以治失眠，是因为它是行气药，一气周流顺畅，睡眠就会好。

我发现好多人在入睡前，做行禅，打通腿脚的经络，再入睡，气流顺畅，睡眠就很好。也有很多人经常一两点醒，大部分人肝部都有问题，因为那个时间段运行到肝胆的气不通，人才会醒，只有气行顺畅，人才能睡着，所以一气周流很重要。

而延胡索就是通过辅助气血运行来治失眠。正常人以为元胡止痛片只能止痛，不知道还可以治失眠，这也是万万没想到的功效。

痒症

何首乌还可以治疗痒症。

我在跟余老师的时候，他治疗痒症最多就是六味药。这六味药加入辨证方中，不管是哪种类型的痒，效果都很好。

有一个妇人周身瘙痒大概十年了，她得的是荨麻疹。

我开了十剂药就把她彻底治好了。

我当年的跟诊日记里写过：威灵甘草石菖蒲，苦参胡麻何首乌。药末二钱酒一碗，浑身瘙痒一时除。

威灵仙宣风通气，正所谓"无风不起痒"，祛风了就可以祛痒；甘草、石菖蒲能够清心开窍，因为"诸痛痒疮，皆属于心"；苦参能降心火，火麻仁能够养血润燥；制首乌能够养血止痒。

治风先治什么？要先治血，"血行风自灭"。所以用制首乌和火麻仁滋养精血。精血充足后，瘙痒就会好。

我给她用六味药，再加四妙散，因为她人比较肥胖，舌苔带点黄腻，说明体内有湿浊，先用四妙散导湿浊，再用止痒六药宣散。她说服用这个药比抗过敏药效果还好。

若风气盛，就加荆芥、防风；若湿气重就加薏苡仁跟泽泻；若热盛，就要加败酱草、蒲公英，或者紫草、墨旱莲跟茜草，它们都能凉血，我以前也会用水牛角之类的动物药。

三年前有一个患者脚部瘙痒十多年了，他是做油漆工作的，痒得无法忍受，我说你是漆中毒，平时要熬绿豆甘草水来喝，它们可以解毒，还要用止痒六药加上墨旱莲、紫草跟茜草，因为他是舌红少苔的舌象，这是阴虚火旺的征象，就要用三草凉血止痒。

所以你们要学好止痒六药，常见的麻痛痒都可以用它治疗。

下面要讲的方子很厉害，是道人传给老师的秘方，养精血效果非常好。所以不管头发是否花白，是否脱落，有无光泽，只要是真阴不足就可以用它。

江浙有个患者的头发掉得只剩下一半了，服用三个月以后，头发就重新长出来了，所以精血不足发落须白的患者，服用这个方就可以补精血，乌须黑发。这个方里有八味药，有制首乌、熟地黄、柏子仁、当归、女贞子、墨旱莲、制首乌、黑芝麻和黑豆。

我想这么好的方子，为了不让大家忘记，就编了一首方歌，就像佛珠里的线，只要穿过去，所有珠子才能被提起来。所以学东西不仅要学破碎点滴的知识，更要学贯穿知识的那根线，它好像平时看不见，但它的用途很大。

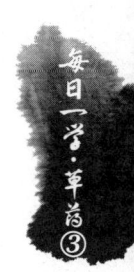

方歌就是"黄白当归至乌黑",意思是假如你的头发发黄或发白,用当归就可以恢复到原来的乌黑状态。其中黄是熟地黄;白是柏子仁;至是到达的意思,二至丸就是女贞子、墨旱莲两味药,它们能够养阴血,乌须黑发;乌是制首乌;黑是黑豆和黑芝麻。

所以一句话就把这个药方穿起来了,它完全可以称为药房里的杀手锏,就像牙痛四药,乌发八药,还有痒痛六药。所以当地人掌握了其中一个方子就能养家糊口。

所以想成为大家之前,你要先成为专家。我看所有学生都是这样的,想要学好,都先要找一个突破口,比如胖人就学如何减肥;瘦人就学如何增重;头发花白就学如何乌须黑发;体虚多病的就学习如何治疗虚劳。所以人生必须要有课题。

我跟大家讲一个小故事,有一个作家在写书,他的妈妈拿了粽子和糖水,因为当地有这个习俗,吃完粽子要喝糖水。他妈妈告诉他要记得吃,他只是点头,然后继续写作,他是用毛笔写字的。过一会儿他妈妈在外面说,你吃了没有啊?一会就凉了,他说我马上就吃,说着看也没看就吃了,把墨汁也灌到嘴里了。妈妈说,粽子和糖水甜不甜啊?他说甜啊。然后他妈妈进来就看见,他满嘴乌黑。他一愣,就说,真理的味道很甜。

所以一个科学家的科研精神很重要,他必须专注于事物里面,当外界的饮食起居还有应酬都不能使其动摇时,他就是进步最快的。所以这点是非常重要的,我发现,现在之所以专家很少,就是因为缺乏长时间专注做一件事的精神。

不孕不育

首乌还可以治疗不孕不育,效果很好。

古代有一个皇帝一直没有子嗣,当时就贴出皇榜,说如果献方有效,重重有赏。献方的人有很多,用了都没有效果。有一天来了一个道人,古代讲十道九医,十个修道的人有九个懂医,医学造诣一般都很高。他叫邵元节,能医卜星相,也能知风水晓地理。他看到皇上头发花白，胡须掉落，所以就要先让须发长出来，给皇上用了含有制首乌的七宝美髯丹。皇上服用后，接连有了几个皇子，从此七宝美髯丹声名远扬。但是普通人只知道七宝美髯丹用来乌须黑发，不知道它还能治疗不孕不育。肾主腰脚，主生殖，其华在发，所以肾水充足，毛发也是乌黑亮泽。

现在它还可以用于老年保健，过年送礼就可以送七宝美髯丹。有一个70多岁的老人，牙齿松动，头晕耳鸣，觉得浑身无力。然后儿子给他买了七宝美髯丹，原以为只能补肾，想不到吃完以后就恢复到了60岁左右的状态。所以这个方子能延年益寿抗衰老。中医讲肾主生殖，主生长发育，所以用养肾的药就可以延缓岁月的雕琢。

今天要讲的这味草药，基本上人人都吃过，很多中药汤里也都有它。它能够大补妇人的血，也可以当水果来吃，它就是大枣。古人观察果实晒干后都会干瘪，唯独大枣晒干后，汁液还很充足。所以它能够滋阴养液，也能够补脾益气。

体虚

在浙江有一个外来打工的患者身兼两职，整个人就神疲乏力，懒得讲话，这就是体虚的征象，主要症状就是容易疲倦，四肢无力，这时就要用大枣。懒有两个原因：一是湿气重，二是体虚。湿气重用苍术；体虚用大枣。所以苍术大枣就是治懒丸，既能让人有力量，也能祛湿。这个患者就是没精打采的状态，如果一个人总是没精打采，不能气宇轩昂，他的运气就会很差，所以疲劳懒的状态不能持续太久。当地医生说，人一旦疲劳，就用仙鹤草80克加12枚大枣煮水，这个就是脱力汤。

上次义诊，碰到一个老爷子问我为什么人越老背越驼，有的人还会变矮。

我说这是你的气力不足了，气虚后人就会垂头丧气，垂头是因为气丧失了。所以人垂头久了，就会丧气。

我发现我们中国人就很厉害，春天放风筝可以治颈椎病，秋

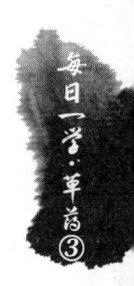

天赏月也能治颈椎病。李白有句诗：举头望明月。低头玩手机的人，就要举头望明月。昨天我在桥边抬头看月亮时，想到赏月也能治颈椎病，因为抬头可以反关节。而瑜伽最厉害的就是反关节运动。因为你平常习惯伏案，胸廓会压抑，压抑久了，就容易得抑郁症和颈椎病。所以举头望明月就可以治疗颈椎病，是不是没有想到李白的诗还可以这样解读。

老爷子总是垂头丧气，什么事情都没有欲望，容易唉声叹气，所以凡是哀叹之人都是悲忧伤气。我们给他用四逆散加黄芪、仙鹤草、大枣共七味药。喝下去就会像没油的汽车突然间加满油一样，第二天他就兴高采烈地来了，真是一剂药能让人哭，也让人笑！

所以当你累得觉得一个表情都不想做的时候，就喝黄芪脱力汤，黄芪加仙鹤草、大枣。仙鹤草在江浙被称为脱力草，名字里带仙的都不简单，它专门治疗体力劳动后的气力不足。

张仲景最喜欢用大枣和生姜相配。

姜枣茶可以补气血，也可以调阴阳。枣为阴；姜为阳，所以能调和阴阳。如果切到病人的脉象，左右是不平衡的，一边脉大，一边脉小，或者左脉大，右脉无力，你就要在方中加入姜枣，它可以调和阴阳。

老师曾经治疗一个小伙子，练功以后岔气，左右脉象不调，岔气就是离经之气阻滞引起的不舒服。老师说首先要治神志方面，用首乌藤、合欢皮加姜枣，四味药喝完，岔气的堵塞感就消失了。因为他的脉是一边大一边小，所以调脉象就要用姜枣。

还有大枣滋阴养血的效果也很好，若要身体好，煮粥加大枣。久病体虚的人，每天都要适当地嚼服几个大枣。

肺脾两虚

孩子容易感冒打喷嚏，头晕，抵抗力差，只需要三片姜七枚枣，再加一把龙眼肉，一起煮水给他喝，半个月左右，他的抵抗力就上去了。因为无阳则阴不化，无阴则阳不升。桂圆和大枣可

以滋阴,生姜可以温阳。所以这个方子很平和,也就是我们常用的小贫血汤。如果你稍微有一点贫血,就用这个方来补益。

🍃 表虚自汗

比如人疲劳后或者肥人或者小孩子抵抗力不太好,就容易出汗。我们就用玉屏风散加姜枣。黄芪、白术、防风三味药能健脾,也能益气固表。为什么要加姜枣?因为医生发现,单用散剂和用姜枣送服散剂的效果完全不同。

之前有个患者说我生孩子之后就经常出汗,服用玉屏风散以后,汗还是很多,晚上也出汗。我说你有没有用姜枣水送服?她说没有,只用白开水。我说用姜枣水送服,晚上多汗的症状就会消失。所以用什么汤药送服药丸或药粉也很重要,加了姜枣以后,它就有更强的固表的效果。

🍃 妇人脏躁

妇人更年期前后,莫名其妙地心烦、气躁,容易生闷气,特别是晚上睡不着觉。因为更年期是天癸竭,地道不通,形坏而无子,意思是身体精血干枯,干枯之后不能养神,神不安则气乱。

就像那天在农场里,水少,鱼就开始跳。所以一个人阴液足,就不会躁,所以狂躁的人大多阴液已经枯竭,所以我们要找一味草药,不管太阳怎么晒都不会干掉,那就是大枣。所以甘麦大枣汤里大枣是重中之重。

妇人脏躁,喜悲伤欲哭。

我们在二村义诊时,有一个妇人讲几句话就要哭了,再讲几句话就笑了,让人觉得好像是精神失常,其实不是,就是因为她的脏腑枯竭,降伏不住,所以我们要给她增水安神,用四逆散加甘麦大枣汤,浮小麦30克,甘草20克,大枣要用10～20枚。喝了以后,她的失眠就好了,烦躁心慌甚至骨蒸出汗也好了。

骨蒸出汗也可加地骨皮,用这个药的机制是什么?

我说,就像水少了鱼会跳,精血缺少的人就会燥。

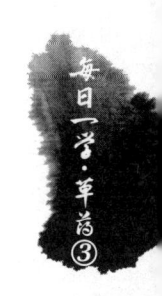

因此所有急躁焦虑的人，我都劝她要早睡，再配合服用甘麦大枣汤和四逆散，基本上几天就会好。

所以学医也要善于观察大自然。

急性胃痛

我刚在《四大医话》里学到一个治疗急性胃痛的医理，就是甘能缓急。比如急性胃痛发作时，找不到胃药，用白糖和几个大枣一起煮，喝下去胃痛就能缓解，这就是甘能缓急法。男人用白糖，女人用红糖，急性胃痛时喝糖水可以缓急，再加大枣缓急止痛，所以大枣白糖水能够缓急，这就是最简单的食疗方。

急性偏头痛用川芎粉加大枣、糖水；急性颈椎酸痛用葛粉加大枣、甘草；急性咳嗽用桔梗加大枣、甘草；如果人在挑担子时过度用力导致的背部痛，可以用姜黄加大枣，各10~20个，当天晚上就能缓解。如果是关节周围的疼痛，就可以威灵仙打成粉，一小勺加大枣甘草服用。

这种健康的食疗方很管用。

比如腰痛用杜仲加大枣甘草，大枣甘草可以缓急止痛，喝下去腰背痛就会减轻。比如老年人膝盖痛，一坐下去，他就会摸膝盖，所以一看到这个动作，就知道他的膝盖已经退化，用枸杞子牛膝加大枣甘草。

当用大枣甘草缓急止痛法时，哪个地方痛就用哪个地方的引药，这样就可以治好他的病痛。

今天分享到这里，明天更精彩。

草药小贴士

大枣性温、味甘，具益气补血、健脾和胃、祛风功效，对治疗过敏性紫癜、贫血、高血压、急慢性肝炎和肝硬化患者的血清转氨酶增高，以及预防输血反应等均有理想效果；大枣含有三萜类化合物及环磷酸腺苷，有较强的抑癌、抗过敏作用；枣中含有抗疲劳作用的物质，能增强人的耐力；枣还具有减轻毒性物质对肝脏损害的功效；枣中的黄酮类化合物，有镇静降血压的作用。

(1) 脾胃虚弱、腹泻、倦怠无力：每日吃红枣七颗，或与党参、白术共用。

(2) 女性躁郁症、哭泣不安、心神不宁：用红枣和甘草、小麦同用甘麦大枣汤。

(3) 减少烈性药的副作用，并保护正气：如十枣汤中，用大枣缓解甘遂、大戟、芫花等泻药的毒性，保护脾胃不受伤害。

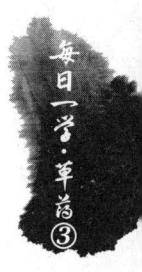

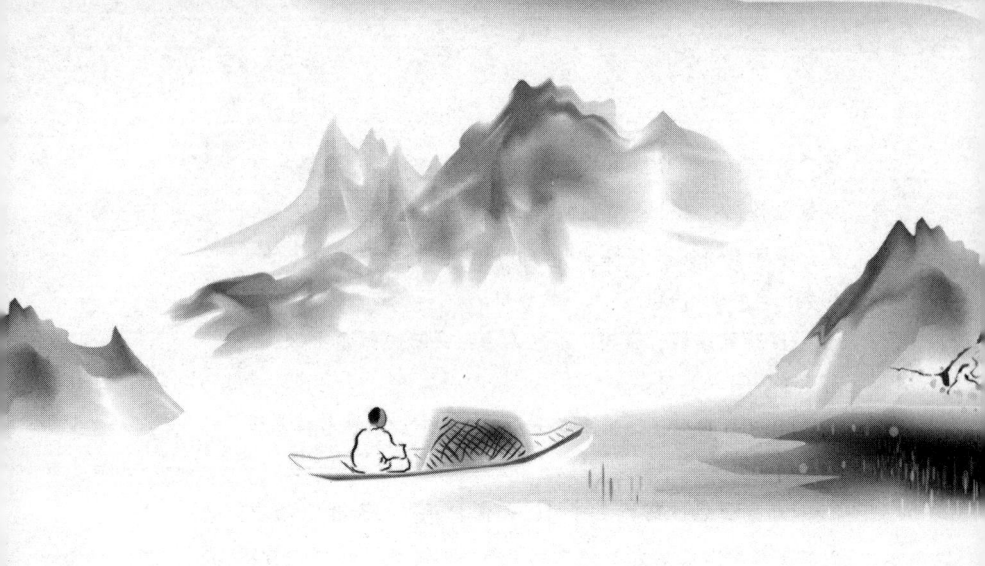

第72日
当　归

10月7日　晴　湖心亭公园

我们"每日一学·草药"昨天讲到大枣。

以前老师问我们，假如你去江湖行医，你身上要带十种药材，你会带哪十种？当时大家讲出了很多治病的药，老师都点头说，没错，但是有一样你们没有讲到，就是耐寒暑饥寒丸。假如你不小心掉到坑里或者迷路了，有这个丸子就可以几天不吃饭，这有点类似于仙丹。它可以延年益寿，在古代也叫辟谷丸。

什么叫辟谷丸？道家修炼通过饿肚子来治病，期间必须要吃白菜来洗肠，然后用辟谷丸来强身健体。辟谷丸有火麻仁、黑芝麻、大枣这三味药。《神农本草经》里也记载，大枣能够倍力气，也能够耐寒暑。

而耐寒暑的药物里还有一味是枸杞子。

有些人冬天容易冷，夏天容易热，夏天没空调不行，冬天要盖三层被，这种既怕冷又怕热的体质，可以在平时吃枸杞子跟大枣，两个嚼服，这样就可以耐寒暑。古人讲，天天三颗枣，百岁不显老。老就是怕冷怕热，怕饥怕饱。吃了这个，饿一点不会伤胃，饱一点又不会撑。

所以古人行走江湖去行医时，身上必备这个药丸，按照当代来说就是压缩饼干。

其实修学最关键的就是不要怕冷、怕热、怕苦、怕脏。

那天金宝问什么样才是合格的学生？我说知足的学生。

祖师大德讲过一首偈子。"畏寒时欲夏"，你怕冷时，就想夏天到来；"苦热复思冬"，太热了又觉得冬天好；"妄想能消灭，安身处处同"你只要能够把妄想杂念过滤掉，你到哪里都能很舒服。"草食胜空腹"，吃野菜总胜过饿肚子；"茅堂过露饥"，住着茅草屋最起码比风餐露宿要好；"人生几知足，烦恼一时除"所以一个不知足的人，他的学问造诣很难达到登峰造极。

食疗保健

今天跟大家复习大枣，它用于食疗保健的效果非常好。肿瘤癌症放化疗后，买上好的枣，天天嚼服3～7个，这样就能恢复抵抗力。

在江门有一个患者做了肿瘤切除手术后，总是嘴唇发白，四肢无力。我说没力气找大枣，你每天吃7个大枣，不要间断。一个月后，唇色就变红了，人也有力气了。

所以不要小看大枣的食疗保健，它最不普通，因为天下没有神奇之药，平常之药用到极处就是神奇。因为它味甘性温，能益气、补血、健脾和胃。有些人觉得中药太苦了，就可以放几个大枣，因为甘甜益气生肌肉。

过敏性紫癜

上次西山村有一个患者手上长了过敏性紫癜，一块又一块，我说，你平时在外面煲药也很难，你就用阿胶枣。阿胶补血

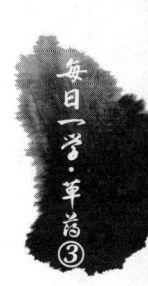

止血，所以皮下出血用阿胶枣。

还有一个小孩子才十岁左右，读小学，上体育课的时候，运动之后皮下就会出血。他老爸吓坏了，赶紧休学，要全力治病。

我说你先不要着急，就用阿胶枣，吃一个月就好了。

我说上学时他不要太躁动就没事，果然到现在已经有两年没有发作。

治疗过敏性紫癜皮下出血的效果很好，因为它能补气养血。

美容

大枣的美容功效是食疗里大家都很喜欢的。要想让面部保水，其实外面给的水保不住，除非自己脾胃好，水才能保得住。

大枣久服能令人面色红润，因为它能养颜补血。

所以古人讲，若要容颜美，煮粥加大枣。想要容颜美，煮粥的时候放几个大枣，能够造血健脾，能够使肌肤变得红润耐老。人老就是因为气血不足。

失眠

大枣还可以安中治疗失眠。

深圳有一个白领，每天朝九晚五，晚上脑子也静不下来，很难入睡。还有上海的一个朋友也是睡不好觉，他说他自己是医生，帮很多人治疗失眠，却治不好自己，也用了很多安神的药。

我说，你不如长期嚼服大枣，再加上脚底按摩。

深圳的朋友嚼服大枣加上脚底按摩，睡眠就好了。因为甘能缓急，大枣是甘甜类药的代表，它能够使急躁的神经变松缓。所以有些人比较虚弱，贫血又失眠，就可以在睡前喝一杯浓浓的大枣茶，睡眠就会很好。

重症肌无力

大枣还可以治疗重症肌无力，黄芪配大枣来煮水。

当地有一个重症肌无力的患者，眼皮耷拉下来，人瘦得皮包骨。服用了一年的黄芪、大枣、枸杞子，由七八十斤又回到一百多斤了。所以我感受到黄芪、大枣、枸杞子，饱满红色的它能使血细胞饱满，气血充盈。所以这个对于严重大病后虚劳，甚至癌症后期是补益身体的良药。

妇人脏躁

妇人心血不足时，神是静不下来的，所以好多妇人容易急躁焦虑，发火。这是因为她的血不够。如果你的血充足，别人是惹不到你的，就像湖水一样，如果湖水充足，鱼就游得很安定；湖水一旦干涸，鱼就会焦躁，所以这时就要补血定躁，用甘麦大枣汤，浮小麦能入心，甘草、大枣能够补脾升气血。

在庵背村有一个老人，心很焦虑，经常骂人，整个人从早到晚也坐不住，我们称之为"微狂躁"，介于狂躁跟正常之间。就用大剂量的甘麦大枣汤，炙甘草50克，浮小麦50克，大枣20枚，煮完后还要加点红糖好喝。如果不好喝的药老人家不喝。喝了十多付以后，躁急之相就解除了。所以看到人躁，一要清火，二要补血。

我观察大地如果没水，它就会干燥；人如果伤阴血以后也会急躁。所以只要保持早睡，身体就没事。

我跟你们讲一个案例，你们今后再也不敢熬夜了。

美国一个博士为了做学术论文，十天左右没睡觉，终于把论文写完了，那个论文是很成功的，但是人觉得吸一口气都很困难。

后来他趁着天气很好回到家里，当时还是白天，他躺在床上想要睡觉，但是外面有几个孩子在踢球，踢来踢去，他就出去说，你们别踢了，我要睡觉。那孩子不听，他一下子就火冒三丈，拿一把枪就出去了，所有孩子被他打死了，他也判了死刑。最后采访他为什么会做出这种举动，他跟那几个孩子一点仇恨也没有，他就说当时也不知道。当时人已经不受控制，他的阴液已经消耗没了，就像湖里的水，没水时，鱼不受控制就是跳来跳

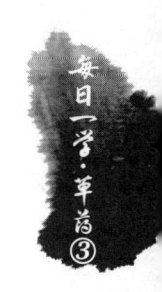

去。所以人千万别太消耗自己，消耗到一定程度，神就不受控制了，严重的狂躁、忧郁都有可能。

所以这个现象告诉我，一般焦虑不听话的人如果急躁火大，我就知道不是急躁，不是火大，而是水少。所以阴液阴血少的患者，先嚼几枚大枣，再服用补阴液的药，他就能睡好觉了。

胃下垂

红枣茶是补气养血的圣品而且物美价廉。

前年治疗一例胃下垂的患者，他说喝了好多补中益气汤，各类都没有效果，胃里还是痛，也总泛清水。他这个病肯定是有原因的。我问他喝不喝茶？

他说我一天都要泡三五泡。三五泡相当于好几十杯。

原因就在这里，久服绿茶寒凉伤胃，身体本来就虚，再加上大量的应酬、闲聊也都是茶。我们客家人很热情，闲聊的都是热茶，一两壶无所谓，但是三五壶也会麻烦。

我说，你的胃下垂就是久服寒凉之品引起的，这才导致晚上睡不着觉。把茶戒掉，而且服药以后，如果大量地喝茶，神农说过一日遇七十二毒得茶而解之，药的效果也不好。所以他喝普通的药的效果不好就是因为喝了大量的茶。

然后我说继续服用补中益气丸，用姜枣茶来送服，姜枣茶可以保护胃黏膜。一个月以后，他回来跟我讲胃好了，果然是茶引起的，早上一壶茶，其他时候不喝茶，胃就没事，晚上也睡得好。

在古代呀，古人用大枣简直到了神乎其神的境界。

比如春天忽冷忽热的时候，服用姜枣茶，姜枣茶可以抗冷抗热，增强卫气；

夏天很热，要服用枣荷茶，红枣跟荷叶，也可以用红枣配黄荆子，不容易中暑，既可以提升体力，又能减轻暑热；

秋天服用枣桑茶，红枣跟桑叶可以预防秋燥感冒；

冬天服用枣枸茶，红枣跟枸杞子补脾肾，冬季补一冬，来年少病痛，红枣跟枸杞子要从立冬开始吃，连吃一个月，老人会觉得气喘少了，年轻人会觉得感冒少了，你会觉得手脚比往年更暖更有力，那就是脾胃肾好了的征象。肾主腰脚，脾胃主四肢，红枣能补脾胃，枸杞子补肾。天天嚼一把就行，关键是要时间要长，方法很多但是很多人没有坚持，所以效果不好。所以这就是四季枣茶。

低血压

有一个患者低血压，低压是 50 毫米汞柱或 60 毫米汞柱，高压经常是 100 毫米汞柱左右。我说，你用黄芪、大枣、生姜，这叫小升压汤，记住黄芪不要用太大量，黄芪用 30 克，因为太大量的黄芪容易降压，用到 30 克刚好升压，大枣用到 10～20 枚，再加点生姜，生姜能让气血旺。他说服用三天就感觉心慌气短的症状没有了，20 天以后去量，血压升到 70 毫米汞柱到 110 毫米汞柱。所以这是小升压汤。

总而言之，大枣能补脾养血，耐寒暑耐饥饱，生津液，也能解药毒。比如你吃了很多西药，这些毒药怎么解？体壮的人可以用绿豆、茶或黑豆；体虚的人就用大枣，它可以缓和药性。

今天来看这味药不得了，古代说只要给女人开药，十个有九个要用这个药，也叫十方九归，这味药就是当归，所以你如果不学会当归，很难在妇科方面有很高的造诣。而男科必须学会白术，因为男人要健脾，女人要养肝血。

所以我有一个学弟的毕业论文就是研究白术跟当归，他把白术这一味药，就写了几十页的论文，对白术简直了如指掌。

所以有关当归的报道和古籍，你都可以拿来阅读，读完之后再用当归就会有不一样的效果。

月经不调

古书《本草求真》里写，血滞塞可以用当归通，血虚可以用当归补，通补兼施的药，血枯可以用它润，血乱可以用它抚。使气跟血附，血跟气固，不至于散乱无所归，故名曰当归。

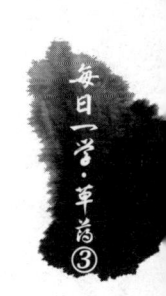

所以当归可以补血活血，用于妇人调经。当归偏辛温，偏燥，所以不是所有月经都能用它。若月经量少，色暗，有血块，或者月经愆期，或者痛经，才能用它。

但是月经量多甚至崩漏要用当归炭，炒炭很少有人用过，当归炒炭后止崩漏的效果是很好的。

有人问妇人痛经怎么办？我说十个痛经里有八个可以用姜枣茶来治疗。若手脚发凉，用姜枣茶加当归10～20克；若手脚发热伴心烦，用姜枣茶加大量山楂，因为山楂能清凉，用20～30克能化瘀。

所以治疗小腹偏凉冷的月经不调，只需在月经来潮前的一周，每天都用当归和大枣水煎服，喝2～3次以后，痛经就会好。但前提是不要吃冰冷的食物。

所以有些病人说，医生，你最怕什么？肝癌、肺癌、麻风病？

人在面临恶病的时候都不值得害怕，真正可怕的是身在恶病中还造恶因。痛经其实不可怕，但是如果你经常痛经还天天吃冰淇淋，那就可怕了。所以这是无药可救的。很多人身患大病来就诊，我们没有去插手就是因为他很难觉悟到自己的行为会对身体造成多大的损害。所以在恶病中，不要造恶因。

所以就是这个小小的药茶方，只要坚持，就会有效果。

经期头痛

坝头村有一例月经期头痛，30多岁的妇人，头痛得什么也不能做。

我说你平时吃不吃凉果？她说吃。

我说首先你不要再吃它了，还有凡是月经期头痛都有一个特点，月经血气是往下走的，上面的气血就不足了，这时再吹空调，外邪就容易侵袭头部。用川牛膝10克、当归30克，川牛膝能够补血通血，吃一次就不痛了，第二个月居然也没事了。

所以经期头痛严重用当归配牛膝。只要不再吃凉冷的东西，下个月就会痊愈。

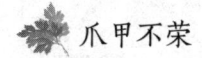

爪甲不荣

江苏有一个患者的指甲半边都枯黄了,已经一年多。因为肝主爪甲,所以必须大补肝血。女人调肝,男人补肾。

养肝血第一方就是四物汤。

我说用四物汤加点姜枣,喝了一个多月,原来那些裂的黄的乌的通通被新长出来的所取代。中医讲肝其华在爪,肝的精华会供给爪甲,爪甲不好,代表你的肝也不好。

所以我们到田地里干活一段时间,平时的郁闷、胸胁胀满,就会消失。因为你经常去割草或者拿锄头,你的爪力练到了,所以练爪就是练肝。如果指甲发白或发黄或溃烂,不长或易断或不饱满,用四物汤加姜枣都可以让它重新长出来,因为它能够让血枯得到滋润。

老年便秘

老师治疗一个老年便秘,嘴唇发白,吃了好多通便药都没有效果。老师当时就开了当归50克煮水,他说能吃这么大剂量吗?老师说你放心,它是药食之品。服用后效果非常好,天天大便通畅。他说只要一个星期喝一次,一周都是大便通畅,他问这是什么原因?老师说因为津血同源,人体的津跟血是一个源头,只要补血充足,津液就会充足;补津液,血也会充足。

当归能大补血,它很润,当归晒干后也是软的,所以吃了它,大便坚硬就会变得很柔软,取其象,所以用当归。而且老年人的肠道蠕动功能本就不好,当归也可以加强血管和肠道的动力。一方面动力好,一方面又很润,那大便就排出去了。

当归重用治疗老人血虚便秘,效果也非常好,在辨证方里加30克当归。

今天分享到这里,更多的精彩在明天。

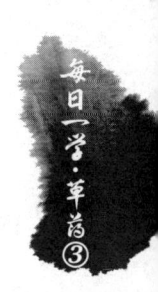

草药小贴士

当归味甘、辛,性温。归肝、心、脾经。

补血活血,调经止痛,润肠通便。用于血虚萎黄、眩晕心悸、月经不调、经闭痛经、虚寒腹痛、肠燥便秘、风湿痹痛、跌仆损伤、痈疽疮疡。

(1) 治冲任虚损,月水不调,脐腹疼痛,崩中漏下,血瘕块硬,发歇疼痛,妊娠宿冷,将理失宜,胎动不安,血下不止,及产后乘虚,风寒内搏,恶露不下,结生瘕聚,少腹坚痛,时作寒热:当归(去芦,酒浸,炒)、川芎、白芍药、熟干地黄(酒蒸)各等份。共为粗末。每服三钱,水一盏半,煎至八分,去渣热服,空心食前。

(2) 治室女月水不通:当归(切,焙)一两,干漆(炒烟出)、芎䓖各半两。上三味捣罗为末,炼蜜和丸如梧桐子大。每服二十丸,温酒下。

(3) 治月经逆行从口鼻出:先以京墨磨汁服止之,次用当归尾、红花各三钱,水一盏半,煎八分,温服。

(4) 治血崩:当归一两,龙骨(炒赤)二两,香附子(炒)三钱,棕毛灰五钱。上为末,米饮调三四钱,空腹服。

(5) 治血瘕痛胀,脉滞涩者:当归三两,桂心两半,白芍(酒炒)两半,蒲黄(炒)二两,血竭三两,延胡两半。为散,酒煎三钱,去渣温服。

(6) 治妇人带下五色,腹痛,羸瘦,食少:当归(锉,微炒)一两,鳖甲(涂醋炙微黄,去裙襕)一两,川大黄(锉碎,微炒)一两,白术三分,胡椒半两,诃黎勒皮三分,槟榔三分,枳壳(麸炒微黄去瓤)三分,荜茇半两。上件药捣罗为末,炼蜜和捣三二百杵,丸如梧桐子大,每于食前以温酒下三十丸。

(7) 治妇人怀娠，腹中疞痛：当归三两，芍药一斤，茯苓四两，白术四两，泽泻半斤，芎䓖半斤（'半斤'一作'三两'）。上杵为散，取方寸匕，酒和，日三服。

(8) 治妊娠小便难，饮食如故：当归、贝母、苦参各四两。三味末之，炼蜜丸如小豆大，饮服三丸，加至十九。

(9) 治妊娠胎动不安，腰腹疼痛：当归（锉）半两，葱白（细切）一分。上二味，先以水三盅，煎至二盏，入好酒一盏，更煎数沸，去滓，分作三服。

(10) 治产后败血不散，结聚成块（俗呼儿枕），疼痛发歇不可忍：当归（锉，微炒）一两，鬼箭羽一两，红蓝花一两。上药捣筛为散，每服三钱，以酒一中盏，煎至六分，去滓，不计时候温服。

(11) 治瘛疭，或颤振，或产后不省人事，口吐痰涎：当归、荆芥穗等份。上为细末，每服三钱，水一盏，酒少许，煎至七分，灌下咽，即有生理。

(12) 治产后腹中疞痛，并腹中寒疝虚劳不足：当归三两，生姜五两，羊肉一斤。上三味，以水八升，煮取三升，温服七合，日三服。

(13) 治大便不通：当归、白芷等分为末，每服二钱，米汤下。

(14) 治肌热燥热，困渴引饮，目赤面红，昼夜不息，其脉洪大而虚，重按全无：黄耆一两，当归（酒洗）二钱。上药作一服，水二盏，煎至一盏，去滓，温服，空心食前。

(15) 治白虎风，疼痛不止：当归一两，桂心一两，地龙（微炒）一两，白僵蚕（微炒）一两，威灵仙一两，漏芦一两，芎䓖一两，白芷一两。上药，捣细罗为散，每服，不计时候，以热酒调下二钱。

(16) 治血痢里急后重，肠中疼痛：当归（锉，微炒）三

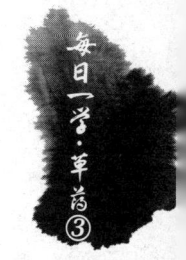

分，黄连（去须，微炒）一两，龙骨二两。上三味，捣罗为细散。每服二钱匕，粥饮调下，不拘时候，日二。

(17) 治盗汗：当归、生地黄、熟地黄、黄檗、黄芩、黄连各等份，黄芪加一倍。上为粗末，每服五钱，水二盏，煎至一盏，食前服，小儿减半服之。

(18) 治诸疮肿，已破未破，焮肿甚：当归、黄耆、瓜蒌、木香、黄连各等份，为粗末，煎一两。

(19) 治附骨疽及一切恶疮：当归半两，甘草一两，山栀子十二枚，木鳖子（去皮）一枚。上为细末，每服三钱，冷酒调服。

(20) 治汤泼火烧疮，疼痛甚者：白蜡一两，麻油四两，当归（生锉）一两半。先将油煎当归令焦黑，滤去滓，次入蜡，候消，相次急搅之，放冷入磁盒中收，以故帛子涂贴。

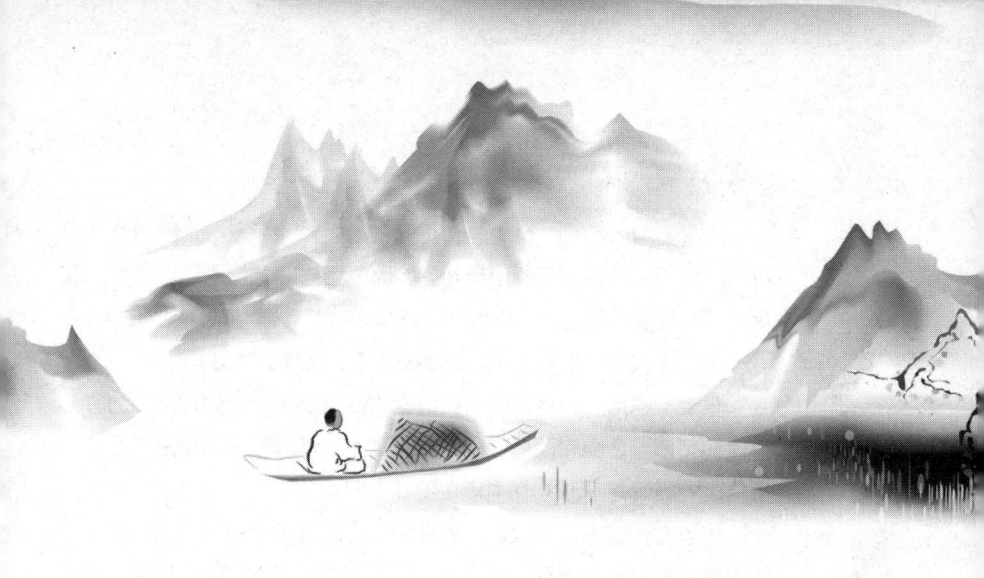

第73日
三七

10月8日 晴 湖心亭公园

我们"每日一学·草药"昨天讲到当归,它是圣药。

你们回去看中草药书时,把所有要药和圣药挑出来。比如治疗肠痈的要药是败酱草红藤;治疗肺痈的要药是鱼腥草;治疗出血的圣药是三七;妇人血家的圣药就是当归。

当归分为身体和须。我在湖北余老师那里学医时,第一天干的事情就是剪当归,因为余老师坚决不用药店里的当归,药店里的一般不纯,余老师用的都是自己种的大个的当归的头,然后我们要把须剪掉,经常剪得手指起泡,两边都剪,有什么用?因为当归的身体偏于补血,而当归的须偏于活血。你看看身体是不是静静地在土里没有动,带有守的特性;而须到处跑,带有走动的特性。

产后血虚

血虚要用当归身。像有些人生完孩子后，嘴唇发白，脸色苍白，浑身无力，这时不要用当归须，而要用当归身。所以产后生化汤，归芎桃草酒炮姜，其中当归就是药方首药。

东莞也有一个生完孩子后血虚的患者，问我怎么办？

我说，要用当归身。在药店里卖的都是全当归，你把当归的身体切了煮汤，喝完以后脸色就红润了。所以单味当归也是产后生气血的绝好方子，"一切血虚之要药当归也"。

如果你们吃人参上火，告诉你们，吃人参须就不会。药店里的人参须反而卖得便宜。有些药工到山上挖人参的时候，挖断了很多须，尤其是野山参的人参须比家里种的人参块还有用。所以有些人感冒，特别是疲劳后的感冒，就要用感冒药加人参须。

有个中医药大学的老教授治疗感冒特别有方法，大都是中老年人去找他治感冒。中老年人感冒大多是虚人感冒，就可以用人参须加解表药。如果是风寒感冒，用人参须加桂枝汤；风热感冒则用人参须加银翘散。

其实你们经常问我，要过来学习。我说不收。

那你们就会说，老师怎么不收学生呢？是不是有违师道？

就比如坤哥，他以前特别胆小，坐公交车也会晕车，他自己觉得不可思议，男子汉大丈夫是要干事业的，晕车会被别人笑话的。于是他决定要克服晕车，然后就买柠檬或者陈皮泡水，然后就上公交车，走到哪里要晕了，就下车喝柠檬或陈皮水，再坐公交车，来来回回，就让他克服了晕车。

所以和我说要学医的，你不要说他没有用；只有他说我要拼命学医的，这个才可以收。学习治病只有拿出拼命三郎的干劲才能很快学成。不拼命的人即使学很久，也不如别人学一会。

曾经有两个居士在庙里，一个刚来一年就立马升职了，一个来了30年也没有升职。来了30年的居士就抱怨说，我来了30年，没有功劳也有苦劳，干了这么多活，怎么还在基层？然后师父讲，你来了30年，还是第一年的脾气。她来了一年就已经不是过去的脾气了。所以人活在这个世界上，看的不是他究竟工作了多长时间，而是这段时间里他的改变有多大。老师也是天天在想有没有改变，如果改变比你们小，我会觉得很丢脸。所以人要有拼命改变的追求，你才会更快地脱胎换骨。

当归的功效是养血调经，养血是养其真，调经活血是顺其性，所以它是一味兼攻守于一体的药，既能补又能通，这样的药还有鸡血藤，吃了都能让人能量充满、血气活跃。

肩周炎

我治疗好几例肩周炎都是用三味药，黄芪50～80克，当归20～30克，鸡血藤50克。

如果碰到老年人肩周炎，天气冷就加重，再加姜枣熬汤，两三剂就会好，遇冷加重其实就是血虚气少，所以余老师将这三味药称为补气血三药。

我问余老师为什么要加鸡血藤？

余老师说，黄芪、当归是补气血，而鸡血藤能让气血活起来。

月经不调

当归还可以治疗妇人月经不调。

妇人痛经就用一味当归，因为痛经一般就是气血不足和气血不通两种。只要月经来的前一周，你每天喝当归茶，20～30克。如果嘴唇煞白，你就用当归身；如果嘴唇乌暗，你就用当归尾，也就是当归须。如果嘴唇既不太乌暗，也不太煞白，就用全当归补血活血，所以中医妙就妙在这里。

昨天讲课时何老师问，现在有好多痛经的患者该怎么办？就用当归20～30克，再加生姜大枣红糖煮水，月经来临前一周，每天喝一碗，喝七天你的痛也就好很多了。

古人讲，不患痛之不去治，只患痛之复来。意思是我不怕疼

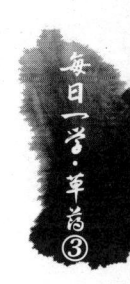

痛，服用行气活血的药就好了，就怕疼痛又卷土重来。妇人痛经最怕：吹凉风；出汗后洗凉水；喝冰凉的饮料；吃生冷的瓜果；抱怨太多。怨人重的妇人，肚腹一般不消化。我们客家人说，气到肚子饱，按普通话来说，一肚子的怨气。所以你会发现爱抱怨的人，她的消化一般不太好，这叫怨伤脾。

便秘

中老年人血虚便秘，可用当归30克来润肠通便。

有一个老人经常便秘很痛苦，三五天一次，吃了普通的润肠药就能管几天，之后又没用了。我说你是虚人便秘，用当归30克、肉苁蓉30克水煎服。既补肾经又补气血，经血并补，喝完以后，大便可以一天一次。如果老人腰酸，也觉得没力气拉大便，就用当归肉苁蓉。

有一个老先生擅长治疗中风偏瘫，只要是瘫在床上的患者，他的方子里总有肉苁蓉、当归、火麻仁三味药。他说所有偏瘫病人因为无法运动，他的肠道蠕动功能都不好，推陈出新就会很慢，恢复也很慢，所以想要身体恢复，就要先让肠子蠕动起来。

所以我们要给肠道抹油，当归肉苁蓉切开都是油润的，火麻仁是仁类药，凡仁皆润，所以老人大便不通时，就可以加点核桃仁、芝麻仁、火麻仁、郁李仁、松子仁、柏子仁，甚至枣仁，众仁汇聚大便就会通，这就是润肠法。

经他治愈的中风患者也有很多，他的秘诀就是要保持中风患者大肠通畅。

暗斑

张锡纯有一个活络效灵丹，比如脸上长的痤疮，又硬又暗、咽喉的结节、局部跌打后留下的瘢痕、脏腑癥瘕积聚结节、乳腺增生、子宫肌瘤或者肢体风湿痹痛都可以治疗。方中有丹参、当归、乳香、没药四味药，当归跟丹参是绝配，活血又补血，乳香没药可以通杀一切结节。

所以张锡纯说只要病人唇色偏乌暗，不管是哪方面的结节，都可以喝这四味药，结节会被慢慢融化。所以这个汤方活血脉经络的效果很好。

我碰到过一例脸上长暗斑，很硬，好像有层东西把脸隔住一样。我就用四物汤加活络效灵丹，活络的效果很灵。七天斑就消掉一大半，一个月消得干干净净，所以它可以消顽固的斑节，更何况是普通的雀斑。

还有一个小伙子，满脸都是痘痕。

我说一般是痘痘都要治15天。前两三天让他吃防风通圣丸，去毒热，后期让他吃活络效灵丹。因为诸痛痒疮皆属于心，这些都是活心血的药，血液活跃，脸就会变得红扑扑的，暗浊色就会退掉，15天基本上就可以退干净。

所以我们以后也可以搞一个痤疮的专题，因为只要辨证准确，都可以用这个方。

血虚发热

有些人术后或出血以后，身体会发热，这是血虚发热。也有人抽血以后，浑身燥热。

我们当时在大学时就专车到大学城去抽血。有一个同学抽完两百毫升血后，身体就发热了，几天都不退，然后找到老师，老师说你千万不要吃泻火药，否则骨头会出问题，所以老师让他吃黄芪50克加当归10克，也就是当归补血汤，能够补血液，血液充足也就不发热了。所以妇人血虚发热，或者伤筋动骨、车祸、抽血以后，出现的身体发热的症状，就要给她补血。

顽固的头痛可以用当归、川芎、白芷、天麻四味药。

今天要讲的这味药是名贵药材，号称伤科圣药。在古代，只要跌打损伤就用它，它就是三七，现在已经卖到几百块一斤了。

跌打损伤、瘀血

三七治疗跌打损伤的效果很好。它还可以强身健体，也是活血化瘀的代表。李时珍在《本草纲目》中称它是军中金疮要药。

古代当兵打仗，避免不了打伤出血，有三七就可以保命。而现在不打仗了，有人说不需要它了，我说错了，现在是你的身体内部天天交战，比如有些人经常开车，但他其实不知道自己已经受伤了。

我们前几天碰到一个司机，嘴唇乌暗，因为当他急刹车或者疲劳驾驶时，他的气血就会受到震荡伤。所以航天员还有货车司机的脸色一般都不太好看，这时就要用本草护体。他们平时就可以用温开水送服等份的三七与参粉，周围的血气一活，嘴唇才会变亮。

广州有一个货车司机，嘴唇乌暗很多年了，睡不着觉，胃口也不好，头痛，腰酸等。我说你可以试试用点三七，先把你的嘴唇变红润，他吃了大概两百块钱的三七，嘴唇就红润了，其他问题也没了。

江浙有一个医生说，每年我都会保养一次，如果等有病再去治，代价很大的，就像车一样，车要经常保养，事故才会少。

他说现在医患关系这么紧张，每个人每天都是提心吊胆的，还要接诊大量的病人，导致身体严重透支，还有经常熬夜也会导致瘀血。他的秘诀就是每一个月都会吃一到两次三七粉，新陈代谢加快，瘀暗的颜色也会退掉，所以他才能够保持年轻活力无限，容光焕发。我告诉大家，这也是所有司机的宝贝。

李时珍在《本草纲目》里也分享了一个秘密。

以前人犯了不可饶恕的罪过，要放在监狱里面，第二天拉到公堂，打大板，三十五十甚至一百，有些人还没打完就死了，打屁股怎么会死？因为"诸痛痒疮，皆属于心"，瘀血会供到心脏，他会气闷厥而死。所以家人就会买通狱卒，不是少打，而是在打之前的晚上，让犯人喝一碗浓浓的三七水。第二天就算打到屁股烂了，他恢复得也很快；打到青肿，他也不容易气闷厥而死。所以《本草纲目》记载，凡杖扑伤损瘀血淋漓者，嚼三七或者外敷，青肿就会消掉。所以最好是在受杖之前，先服几钱三七，则血不冲心，杖后再服，瘀血就能够化掉。

但这跟开车有什么关系？因为开车难免有急刹车或者撞车的时候。以前就是骑马，马的速度是有限的，而现在车开得很快，一下子急刹车，你的脏腑就容易受震荡伤。这种脏腑震荡伤的表现就是嘴唇乌暗。熬夜加上开车急刹车，他的嘴唇和脸色都是灰暗的。可以把三七粉和丹参粉放在一起服用，血气化掉，脸色就会很好。

我见过一例瘀血胃痛的患者。每次开车去出货，再回来他的胃痛就发作，吃胃药不管用，我一看他的嘴唇乌暗。

我说你这是血瘀胃痛，不是气滞，所以用平常的理气药是没有用的。不是气分病，就是血分病，要用化瘀法。你去买点三七和丹参粉，各等份，每次几克，服用完几十块钱的丹参三七粉，胃痛就好了。

之前他的胃痛总是局部隐痛像针扎一样，很明显这就是瘀血。如果觉得胀痛是气滞，可以用延胡索、川楝子，或者用芳香的香附和紫苏，放几个屁就好了。但是局部痛得嘴唇乌暗，必须将三七跟丹参打成粉，吃下去就好。如果觉得打粉麻烦，丹参片或者三七片也可以。

扭伤

比如有些人打篮球很容易崴脚，等崴脚的时候再用药敷就慢了。我告诉你一个好招，在平时就服用三七粉，每次2～3克，连续服半个月然后再去锻炼，你的筋骨就会变得很固密。

北山中学有一个孩子，一个月要崴两三次脚，就好像瘸腿一样，他问该怎么办？我说，崴脚是因为你心性急，你看人家爬山，你的心跑得很快，但你的脚跟不上所以就崴了。我们要用三七。三七是参科的，既能补血，也能活血，但它的活血作用更大一些。所以我说平时就可以服用三七粉，半个月以后，崴脚伤好了，再去打篮球也没那么容易崴脚。这个方子是治疗扭挫伤的。

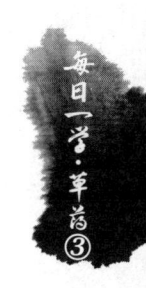

还有一个搬运工的腕关节痛，每当晚上他都痛得睡不着觉。因为他经常要搬运水泥或者大米，过度用力就会劳伤筋骨，所以要强筋壮骨。用三七跟人参粉，因为人参粉补气，三七活血，周身气充血活，所以病去。这个组合可以治疗很多疾病。

张锡纯有一次得了腮腺炎，下颌周围肿胀疼痛，难以忍受，用常规的解毒药都没有效果。然后他一想，局部的痈肿不就是血气不活吗？所以他就用了大剂量的三七，一次10～20克，服用以后，第二天就消一半，第三天就好了。所以以后张锡纯碰到疮痈甚至癌症包块难以消去的，就用三七配伍其他的药。比如癌症发热用三七配蚤休；普通的痈肿包块用三七配丹参；所以我认为痈肿是气血不通，气血疏通就没有痈肿。

据说有人做了一个实验，他用果蝇做实验，分成两组，一组给它吃三七粉，一组不吃，结果吃的那组飞行能力很强，而且寿命长。然后他又分成两组，一组大量吃，一组小量吃，结果小量那组居然活的命长，大量那组却命短。

所以所有好东西以及名药，你们要知道省着吃。大量吃并不是好事，省着吃，刚好身体能承受。所以三七可以抗衰老、养生，但一般的养生剂量是每天不要超过半克，但是治病的剂量要用1～3克。

扁平疣

你们应该也见过很多扁平疣，就是身上长的小疙瘩，我告诉你们一个治疗扁平疣的方子，效果非常好。

身上长的小疙瘩或者术后的疙瘩，或者暗斑，都可以用三七粉，每天2～3次，一次用1克左右，连续服半个月到一个月，疙瘩就会消掉。它起到了活血化瘀的效果。这就是治疗扁平疣小疙瘩的极效药。

你看云南白药还有片仔癀这些名药里都放三七。

我老师公有一个习惯，出门在外，他必带一小瓶三七粉。他说出门在外难免有撞伤，如果有伤，就吞进去一点，瘀血就会化开,所以他活到一百多岁,也源于他善于保健养生。所以有小伤也要及时去治,不要留成大伤,这样会变得很难治。小火不救变森林大火就麻烦了,代价很重的。

出血

有些人说,生活中经常会碰到痔疮出血或者咳血、胃出血、严重的鼻子出血怎么办?有一个方子基本上都有效,三七大黄粉。比如痔疮出血是很难好的,就用大黄三七打成粉,一次1克左右,服用几次,出血就止住了。

所以胃出血,肺咳血以及痔疮出血,都可以用三七大黄打成粉服用,因为大黄能凉血止血。如果病人的热相特别重,口苦口臭的,大黄就用两份;普通的就用等量。

这个是非常好的止血药。

我们今天就到这里,更多的精彩在明天。

草药小贴士

三七性温,味辛,具有显著的活血化瘀、消肿定痛功效,有"金不换""南国神草"之美誉。用于咯血,吐血,衄血,便血,崩漏,外伤出血,胸腹刺痛,跌仆肿痛。

(1) 治吐血,衄血:山漆一钱,自嚼,米汤送下。

(2) 治吐血:鸡蛋一枚,打开,和三七末一钱,藕汁一小杯,陈酒半小杯,隔汤炖熟食之。

(3) 治咳血,兼治吐衄,理瘀血及二便下血:花蕊石(煅存性)三钱,三七二钱,血余(煅存性)一钱。共研细末。分两次,开水送服。

(4) 治亦痢血痢:三七三钱,研末,米泔水调服。

(5) 治大肠下血:三七研末,同淡白酒调一、二钱服。加五分入四物汤亦可。

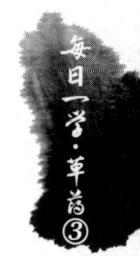

(6) 治产后血多：三七研末，米汤服一钱。

(7) 治赤眼，十分重者：三七根磨汁涂四围。

(8) 治刀伤，收口：好龙骨、象皮、血竭、人参、三七、乳香、没药、降香末各等份。为末，温酒下。

(9) 止血：人参三七、白蜡、乳香、降香、血竭、五倍、牡蛎各等份。不经火，为末。敷之。

(10) 治无名痈肿，疼痛不止：山漆磨米醋调涂。已破者，研末干涂。

(11) 吐血不止：用三七一钱，口嚼烂，米汤送下。

(12) 赤痢血痢：用三七三钱，研细，淘米水调服。

(13) 大肠下血：用三七研细，淡白酒调一至二钱服。三服可愈。

(14) 妇女血崩：治法同上。

(15) 重度赤眼：用三七根磨汁，涂眼睛周围，很见效。

(16) 无名痈肿，疼痛不止：用三七根磨米醋调涂；如痈已破，则用三七研细干涂。

(17) 虎咬虫伤：用三七研细，每服三钱，米汤送下。另取三七嚼涂伤处。

第74日
大　黄

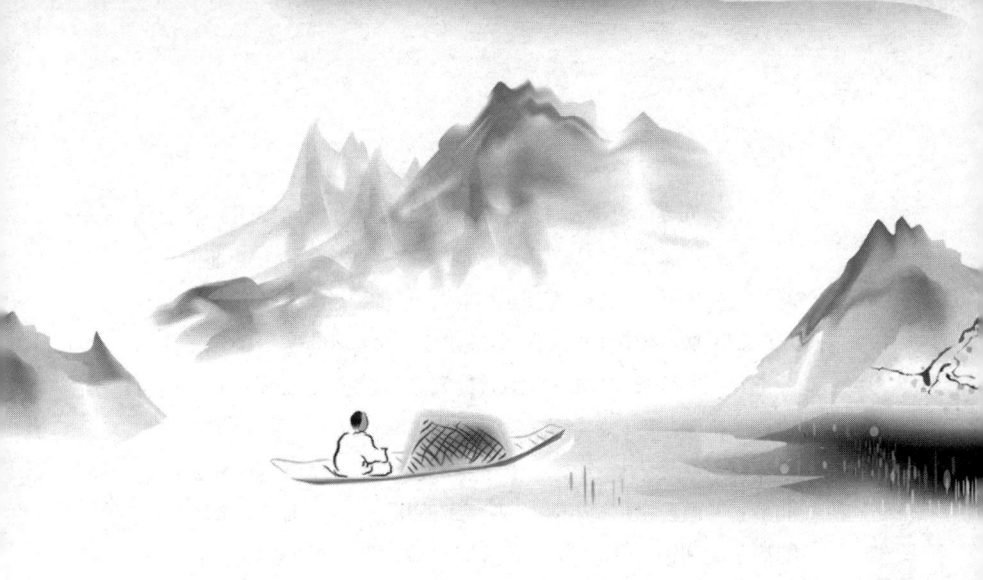

10月9日 晴 湖心亭公园

我们今天开始"每日一学·草药"。

昨天有老先生发短信说，曾老师，希望你能推荐几个像润雅这样的学生来我这里学习，基本工资三千到五千，包学习包工资包吃包住我全包。我说好，哪天把润雅打包送过去。

这位老先生行医好几十年了，刚好在湖南，所以你们有机会可以到那边，只需要几个月就可以把他的整套流程学下来，采药、进药、验药、抓药、煎药，而且每天全国各地的病人基本上超过百个。老先生年近古稀，每天还战斗不已，我们这么年轻，也要战斗！

昨天我们讲到三七，记住带七的药都不简单，七也指神奇的奇，这味药就能够制造神奇。

外伤出血

它首先是金疮药。以前打仗都要带三七，如果出血及时用三七粉外敷就能止血，内服也可以防止瘀血。所以它止血而不留瘀，活血也不伤正气。它是参类药，五加科的。有人写，三七参止血金不换，意思是它的止血效果用黄金都不能换。所以云南白药主要因为有它，才号称止血神药。当你找不到云南白药，就直接找一味三七粉，效果也差不多。

有一次镰刀砍伤了一个学生的手，流着血像箭一样，刚好他带了一瓶云南白药粉敷上去，绳子缠上血就止住了，第二天就结疤了。所以云南白药止血效果是非常好，堪称居家旅行必备良药。

慢性阑尾炎

三七不单单治疗急性出血，对于慢性的便血疮痈、阑尾炎或者溃疡性结肠炎，甚至肠癌，都有很好的效果。

我们昨天碰到一个慢性阑尾炎的患者，总是觉得肚子里隐隐作痛，我们用红藤败酱草，再加三七。用红藤败酱草治疗肠痈，再加三七，效果倍增。

有一个小孩子大概十二三岁，得了慢性阑尾炎，已经动过一次手术了，但右下角还是隐痛。问我该怎么办？我说用四逆散疏肝解郁，再加红藤败酱草、三七活血化瘀。服用三四次就不痛了。到现在两年多都没有再发作。

高血压

三七对于高血压的效果也不错，尤其是静脉堵塞的高血压。

有一个老人家六十多岁，他的血压高到一百七一百八，他吃降压药还只能降到一百四一百五，不吃药的时候血压又升上去了。我说你没有把经脉打通，拼命地降，人也是很难受的。就好像你去给轮胎打气一样，口被堵住了，这边拼命地打，到时候它会爆的。所以降压药吃多了，身体会被吃坏的。

于是我说你服用三七粉，一次2～3克，一天吃2～3次，一天10克以内都是安全的。然后他服用了半个多月，再去量血压，高压130毫米汞柱，低压80毫米汞柱，非常稳定。然后他就一直坚持服用几个月。后来他觉得自己打粉太麻烦，就在网上买三七片。就有人说，三七片不是治疗跌打损伤，你怎么用来治高血压？因为我明白里面的机制，所以好多中成药都可以超过它的功效去使用。

像你们也没想到，铲可以用来耕田种地，一般人以为耕田种地只能用锄头，但是铲比锄头快。这个就是善用工具。古人讲君子要善假于物，一个君子要拥有善于借助外物的能力。

荨麻疹

你们也想不到感冒药可以治疗荨麻疹吧。

荨麻疹身体红热瘙痒，用维C银翘片加丹参、三七粉，或者丹参片、三七片，吃下去就不痒了，急性发作时也是十拿九稳。

上车村有一个患者荨麻疹急性发作，浑身都痒，打了针以后还是痒。我说赶紧买银翘片、丹参片、三七片，吃下去就不痒了。因为治风先治血，血行风自灭。

他说你之前用丹参片、三七片治疗跌打损伤和高血压，怎么拿来治荨麻疹？我说我是在帮你活血，血活风自灭。

那银翘散是用来治疗感冒的药，怎么能治疗瘙痒？我说它可以解表。夫善医者治其表，表解一身轻。解表后汗孔出汗，浑身都轻松，末梢循环流畅，也就不痒了。所以治疗顽固皮肤病时，你们要懂得解表法。感冒药也可以当作皮肤病药来使用。

我们以后会出一本书叫《中成药的使用方法》，里面写着中成药的不同寻常的使用方法。

有个人骨折后被送到医院，医院帮他接骨，让他吃三七粉，因为三七活血。所以凡是接骨后吃三七粉，你的骨会愈合得很好。

有人也做过实验。医院给他吃三七粉，结果吃完后，身上的扁平疣和瘢痕都脱落得干干净净，医院觉得很奇怪，所以以后再碰到扁平疣或者瘢痕结节，都要加三七粉，效果都很不错。

以前学者喜欢做动物实验。我们虽然没有去做动物实验，但是我们要善于利用他们的实验成果。

他们把小白鼠分成两组，一组吃三七粉，一组不吃，把它们丢到游泳池里，结果吃了三七粉的那组游三圈还精神抖擞，手脚很有力；但是没吃三七粉的那组游了一圈半就气息奄奄，再游半圈就沉下去了。可见三七粉可以提高生命的强度，提高耐力，也可以提高抵抗力。

可以让你的气血活跃以后，死得没那么快。这个是从哪里来的呢？我想到有一个实验你们都听过但是你们未必会用。

以前的渔民出海捕鱼，捕得很漂亮的鱼，捕上来以后，他要从沿海拉到海岸边，再卖的时候大部分都已经死掉了，他用了各种方法都行不通。后来发现，在鱼的旁边放上它的天敌，天敌拼命追它，它就会游来游去，血液立马活了，也就不会闷死了。所以晕车的时候，你不要一直坐在那里，越坐越晕，你要在车道里走来走去，这样就没事了。所以鱼被天敌一赶，它的身体里没有瘀血，就不会攻击心脏。

所以人有的时候真的会懒死。

有一位90多岁的老人，他其实已经死过一次了，他靠着三七活过了人生的第二春。所以你表面上看三七可以止瘀血或者治疗荨麻疹、扁平疣或者降血压，但这些都是它的末梢功效。

我们要学它的主干功效。三七的主干功效就是救命。它能够救心脏，可以治疗心血管堵塞、心肌劳损、心绞痛等疾病。

这个老人70岁的时候突发心绞痛，嘴唇发乌，气喘不过来，然后医生跟她讲，你用三七粉配人参，各等份，每天就喝2～3克，可以分两三次喝，一次就是1克左右。喝了以后，心绞痛也不发作了，到冬天犯的关节痛没有了，哮喘也没有了。她这样连续喝了几十年，最后活到90多岁，都没有再发生过心绞痛。以

前都是每隔几天发作一次，也含了硝酸甘油片，但是治标不治本。要用三七活血加上适当的运动锻炼，治标又治本。

所以报道讲，冠心病患者吞服适当三七粉，可以减少心绞痛发作，高血压患者适当用三七粉可以降血压，一般用天麻钩藤饮。我用天麻钩藤饮时一般会加丹参三七粉。因为我开的汤药里开十几克才能达到粉剂几克的效果，所以一定要研成粉来服用。它还可以降低血脂，使黏稠的血变清稀。

我告诉大家，云南的三七是最好的。云南当地的老人家干活颈肩腰腿痛，就用三七。若血瘀加丹参、川芎，气虚加党参、黄芪。他们干活完后筋骨疼痛，就用三七泡酒，喝上几杯，很快就恢复了。如果在西藏还可以泡红花，三七红花酒是跌打神药，用三七配红花泡酒，逢瘀开路。

炎症

三七居然还有抗炎症的效果。普通炎症用降火药配三七，效果非常好。张锡纯得了腮腺炎，治疗多次都没有效果，于是他吞服三七粉，每次5～6克，连服几天，肿就消掉了。因为如果血液流动快速时，炎症就会被带走。

我们五经富为什么那么干净，因为镇里有一条大江，我们产生的浊气就被江带走了。所以如果水保持畅通，这个地方的人得血管疾病的会比较少。

肿瘤

三七还可以抗肿瘤。它可以抑制肿瘤增大，它能让血液变灵活，淤积也就慢慢分化了。

衰老

三七还能够抗衰老。如果一个人的表情总是呆滞、忧愁，气血会堵塞，老得也就很快。所以一旦血液灵活，气血丰富，人的表情也就丰富，也就能够抗衰老。

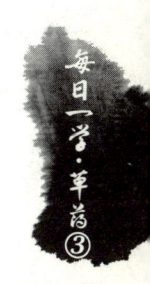

🍁 高脂血症

治疗高脂血症也可以用三七粉，每次1克左右，每天2到3次。高血压和胆固醇偏高的患者，如果用普通的降脂降胆固醇药没有效果，那就是因为没有活血。所以消炎必活血，血活炎易去。

🍁 顽固性头痛

治疗顽固性头痛有很多办法，川芎片、三七片和元胡止痛片都可以，因为通则不痛。

总而言之，三七有很多好处，很多药物里都有它，不管是肺心肝脾肾的疾病，有了它即使小剂量也可以。三七小剂量是0.5～1克，大剂量是3～5克。

今天要讲的这味草药太厉害了，张仲景对这味草药非常推崇，它有将军之称，它就是大黄。为什么是将军呢？肠道或肝部堵塞就用它，像关云长过五关斩六将一样，它可以把六腑里的脏垢赶出体外。所以小剂量使用它，2～3克，可以通肠健胃带补，大黄以通为补。大剂量使用能泻下通腑排污。

🍁 口苦咽干

比如有些人口苦咽干，那就是上火了。火为苦之味，比如你在锅里炒菜，炒焦了就是苦味的。所以火太旺，人就会口苦。治疗口苦，要用一味能够清五脏六腑之火的药物，用药秘诀就是六经实火总清阳明，这是老先生传给我的，意思是五脏六腑十二经络都在冒火，你只要把肠道清干净，他的火就下去了，口苦咽干也就好了。

龙山有一个老阿婆，口苦咽干很严重。我给她开药，她怕苦。

我说，大黄对于口苦咽干上火的人来说是不苦的。用大黄泡水，喝完后有点甘甜，口舌就能生津。所以要泡水，煮的效果没有泡水好。所以想要泻火就要泡水；想要泻下就要在煮汤药时后下。一次2～3片，喝三次口苦咽干就好了，睡眠也好了，这时就不要再喝了，再喝就会拉肚子。所以降火要恰到好处。

所以口苦咽干和肝胆火旺，用一味大黄就可以通肠降肝。因为肝与大肠相别通，所以大便不通的人容易火冒三丈。

还有一个患者喝了参茸酒以后眼睛红、痛、胀，他很害怕，因为长期喝参茸酒，眼睛会看不见。

二村也有一个老人80多岁，他儿子很孝顺给他买参茸酒，喝了一年，第二年眼睛就看不见了，接着眼睛就瞎了，又活了好几年。当时我不知道，我如果知道我就会及时让他服用大黄，浊热泻掉就好了。

而这个患者及时找到我，我说用三片大黄泡水，喝完当天大便就很通畅，肛门是灼热的，热排走，眼睛也就清了。

所以凡是吃煎炸烧烤或者熬夜，或者长期看电视、玩手机，之后出现眼睛变烫甚至布满血丝或变黄浊，就用3～5片大黄泡水，喝一次就退下去，热越厉害，效果就越好。普通的热可以喝黄荆子茶或者白花蛇舌草。严重的热就用大黄，正所谓"火曰炎上"，热到眼睛都是红红的，像要火冒金星似的。

延年益寿

而大黄也可以延年益寿。

当时上海有个大老板赚了很多钱，他想要研制出一种与众不同的补药，就邀请上海界的很多名医来献方。

有些名医说用人参、黄芪、茯苓，或者名贵药材，都是大补之品。只有一个名医与众不同，写了生大黄一味药。所有人都说，生大黄是泻药啊。然后老板看了很惊奇说，你能够开出这个药，就肯定有你的道理，你讲出来听听。然后老先生就说，其实只要肠道通畅，五脏六腑通畅，人就会自动补。如果不通就补，人会烦躁，反而起到不好的作用。而在上海，凡是买得起补丸的人，大多都很有钱，有钱人已经吃腻补丸了，他们更需要疏通的药。

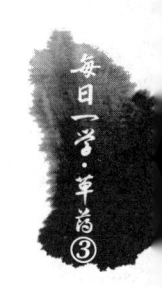

这个老板一听了，太好了，他就小剂量的用大黄制成丸剂，号称三友补丸，刚投入市场就大赚。因为效果实在太好了。如果人平时神疲乏力，大肠不通，口干口苦，以及懒惰，吃了药丸，肠道通畅，整个人焕然一新。

　　但这个不是他首创的，这是有来由的。

　　江西有一个名医到处走江湖，卖大补丸，你说卖大泻丸肯定没有人买。大家一听到大补，很多人买，效果也不错。平时脏腑堵塞、筋疲力尽的人，吃了就很有精神，大肠也通畅，也叫肠通一身劲，表解一身轻。意思是你的汗出来，浑身就会轻松，你的大便通畅，浑身都是力量。所以我们五经富人把上厕所叫"放轻"。

　　中国几千年前就认识到了保护肠道的好处，"欲得长生，肠中常清，若要不死，肠中无滓"。想要长生耐老，活到天年也动作不衰，那你就不要让肠道堵塞。我观察有好多大便堵塞的中老年人，走路都是很难的。若你平时大肠顺畅，也叫睡也安详，走也方便。

　　所以这个老先生边走江湖边卖大补膏，卖得很好。弟子一直跟着他，也不知道药方是什么。有一次老先生赚了很多钱，喝酒庆祝，弟子不断地去跟他敬酒说，这个究竟是什么方，酒后吐真言，他说就是用小剂量的大黄加一点焦三仙。焦三仙消积化腻，大黄通腑排浊。所以想要美容的人吃这个就能容光焕发。

　　无独有偶，在山东有一个大夫已经75岁了，身体还很健壮，一点都不亚于57岁，逆生长的秘诀是什么？原来他暗中开发了一款清宁丸。

　　正所谓"天清地宁"。古代皇帝住的叫乾清宫，太后住的叫坤宁宫。天要清，绝对不能有雾霾；地要宁，绝对不能地震。所以女人不能发脾气，发脾气就像地震海啸；男人也不能发脾气，发脾气就是雾霾，脸都变黑了。所以古人说天清地灵出神灵。意思是很灵敏、天赋很高的人才总是在天清地宁的时候出现。

　　所以他创了一个清宁丸。每个月都坚持服用大黄粉，吃完过后肠通腑畅，延年益寿，推陈出新。

所以以后我最想做的就是清宁丸和三友补丸，肠道清了，五脏也安宁。

我们中国如果不给俄罗斯那边出口大黄，他们就会闷死。他们那边的人很喜欢我们中国的大黄，为什么呢？因为那边是高寒地带，吃肉比较多，当地的青菜比肉贵也比肉少。所以吃肉多有个特点是，肠道盘根错节，堵塞得严重。

在西北，普通的骆驼养了几年就会自动死亡。但当地人发现只要给骆驼喝大黄水，它就可以多活五年。所以每隔一段时间就给它喝大黄水。因为在西北沙漠高热地带，它吃的东西会导致肠道堵塞，所以大黄水只需要每隔一两个月就给它喝上一桶半桶，喝下去后，那个骆驼就比普通骆驼要多活五年以上。然后牧骆驼的人就想，骆驼都可以这样活得长久，我可不可以？于是他也喝大黄水，同样延年益寿。大黄抗衰老延年的效果就是这样来的。

所以当今生活水平日渐提高，大黄的作用也越来越显著。

肠胃堵塞

古人讲膏粱厚味足生大疔。

所以为什么这几天有好多肠胃不好的病人，因为过节时没有节制饮食，就一定会生病。所以节后综合征、肠胃堵塞、浑身不舒服，就可以用3～5克大黄，喝了就会好。

我把这个秘密告诉了一个同学，他说太好用了。

现在每当他到外面应酬或者逢年过节，包里就带上一罐三黄片，里面就有大黄。他说只要吃了烧烤或者打麻将以后，咽喉肿痛和大便不通，吃下去就好了。我说你现在去借这个好药来掩盖你的坏习惯，这是不可以长久的，根源还是要注意养生节制饮食才得寿康。

珍仔围村有一个老人头晕目眩，吃了降压药也没有效。我一摸脉象很有力，六七十岁的老人的脉象就像年轻小伙子一样又快又有力，这是很容易突发脑溢血的。所以眩晕伴有肠道堵塞，脉

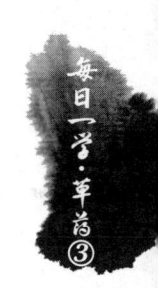

弦紧。我说赶紧通大便，你不要再吃肉了，只能吃七成饱，同时喝大黄水，大黄3～5片泡水。第一天就拉得一塌糊涂，第二天，他就来找我说拉肚子了。我说你的头还晕不晕。他说不晕了，晚上还睡个好觉。

所以陈修园在《医学三字经》上写，《医学三字经》是在入门就要学的，"眩晕症，皆属肝，痰火亢，大黄安"，意思是头晕目眩，大都是肝风内动，我们可以用天麻钩藤饮；如果痰火往上攻并且大便堵塞，要用大黄。所以大黄治眩晕效果很好。朱丹溪就赞叹他说用大黄治眩晕。一味大黄用酒炒三遍，打成粉末，号称一味大黄散。如果用清茶服，每次只需要服1～2钱，其效如神。

我们近代有好多中老年人患高血压、高脂血症、冠心病、胆囊炎、肥胖、胆结石、肾结石等疾病，这些其实都与六腑不通有关。

我们老师说用药有一个原则，就是"六经实热，总清阳明；六经虚寒，总温少阴"。少阴就是肾。如果全身冷，你就要暖肾；若全身热，你就要清肠。

现在还有一条原则是脏邪还腑，阴病出阳。

假如你吹空调受了凉或者吃了冰冷食物，所有的寒凉都已经进入到你的身体里，你就要发汗出阳。发汗有很多方法，比如先喝姜枣水，再去运动。寒气就像冰雪消融一样蒸掉了，结块也就没了。肿瘤的治疗其实就像冰块被融化一样，它需要热量和体能，也需要出汗。所以长期的运动发汗，就是消瘤化结的秘法，这叫阴病出阳。

还有一条叫脏邪还腑。

有些人说我有肝癌怎么办？我有肺癌怎么办？我有肠癌怎么办？这些所有脏器里的包块都要借助六腑排出，人体五脏六腑的浊气，最后都归到肠道再排出去。

有一次，老师治好了一个胆结石的患者，你们看这里面哪味药取效最厉害？治胆结石必不可少的药就是金钱草或者郁金或者鸡内金。他说这些都是辅助的药物，如果没有它为主导，这些辅助也干不成大事，它就是大黄，大黄可以打通管道，之后才靠辅助的药物把结石搬运出去。所以碰到高血压、高脂血症、高胆固醇、高尿酸的病人，你在辨证方里巧妙地加点大黄，肠通腑畅，脏邪还腑，五脏的邪气通过六腑就排出去了。

所以《黄帝内经》讲：凡治病必察其下。凡是治病就必须观察它的下面通不通，"胱肠通畅百病消"。所以我们治病的一条原则就是清理胱肠，兼保脾胃。脾胃永远不要伤，胱肠永远不要堵，这样即使是大病也会慢慢变好。

有人专门研究大黄，有大黄博士之称；有人擅用大黄，有大黄先生之称。我建议你们以后搞研究的时候，起码要学会几样猛将，比如大黄、附子、生姜、细辛等。所以你们必须要学会一两味药，而且要研究得比别人更精准。

今天最后分享一点，如果你在一个行业里想成为专家，就必须在这个行业里奋斗10万个小时。10万小时相当于你每天都要奋斗，普通资质也要30年，学中医更是这样。所以你在某一方面想要成为大师级的人物，10万个小时是必要的。研究草药也是如此，你必须用好多天来研究。假如你把大黄研究通透后，旁通用通六腑法去治五脏，治疗周身疾病，这就是开一条路。所以我们不是走自己的路，而是为大家走一条好路。

所以我们每天的义诊义讲的终极目标是什么？

我说终极小目标很简单，假如你要开药房，我直接介绍你去跟某个老先生那里，出药、进药、验药、抓药，还有开药这些都可以学到。如果有基础，学习两三个月，你出来就可以开一家药房或诊所，你可以照耀当地成为地方名医。但是我们的目标不要太小起码要做时代医或者历史医。

当你们一打开微信，看到的第一个画面是什么？一个人面对着整个地球。当时创造这个画面的人本来要放两个人，后来又觉得我都是一个人孤独地研究，怎么能放两个人呢？它的意义就是没有人能够轻松走向成功，都是需要一定的孤独面对整个世

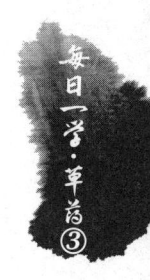

界，所以成功前不都是交朋友这样热闹的，都是孤独地面对整个星球。

今天分享到这里，更多精彩在明天。

草药小贴士

大黄味苦，性寒。入大肠经、肝经、脾经。别名将军、黄良、火参、肤如、蜀大黄、牛舌大黄、锦纹、生军、川军。能泻热通肠，凉血解毒，逐瘀通经。用于实热便秘，积滞腹痛，泻痢不爽，湿热黄疸，血热吐衄，目赤，咽肿，肠痈腹痛，痈肿疔疮，瘀血经闭，跌打损伤，外治水火烫伤；上消化道出血。酒大黄善清上焦血分热毒。用于目赤咽肿，齿龈肿痛。熟大黄泻下力缓，泻火解毒。用于火毒疮疡。大黄炭凉血化瘀止血。用于血热有瘀出血症。

(1) 急性化脓性扁桃体炎：生大黄10～15克（儿童酌减），用开水150毫升左右泡服，间隔2～3小时再泡第二次、第三次，代茶水饮用。为减轻药物苦味，可加适量白糖。服药期间停用其他中西药物。以体温恢复正常，咽痛消失，充血改善，扁桃体红肿和渗出物消退，血常规恢复正常视为治愈。

(2) 妇女排卵功能失调：①菟丝子、覆盆子、淫羊藿各20克，当归、泽兰、陈皮、桃仁各10克，紫河车100克。烘干研末混匀，装入胶囊，每次服4～5粒，每日2次。②取大黄适量，烘干，研为极细末，过200目筛，装入空心胶囊内备用。用时，每次1克，每日早晚各1次。一般于月经干净后开始服药，连续服3～6个月。

(3) 急性腰扭伤：大黄粉，用生姜汁调成软膏，平摊于扭伤处，厚约0.5厘米，盖以油纸或塑料布，再覆以纱布，并用胶布固定。12～24小时未愈者再予贴敷。

(4) 酒渣鼻：每晚取颠倒散（大黄、硫黄等份，研为细末）5克，加凉水适量调成糊，临睡前用毛笔涂于鼻部，次晨洗去。2周为1个疗程，一般用2～3个疗程。

(5) 头皮脂溢性皮炎：大黄、硫黄各等份，共研细末。先用温水洗湿头发，然后将药末搓到头皮上去，2～3分钟后用温水洗去，再用清水洗净，每隔3～5日使用1次。以头皮痒、头皮屑、头皮油腻及脱发均有明显好转视为显效。

(6) 烧伤：将大黄置于95%酒精中，每1克大黄用酒精4毫升，浸泡半个月以上，待酒精变成深棕色后方可应用。治疗时，将大黄酒精倒入喷雾枪内，喷射烧伤创面，每日4～5次。有水疱的新鲜创面，先将水疱划破，然后喷药；已有感染的创面，尽量清除感染组织后再用药。

(7) 慢性前列腺炎：①大黄、半夏各10～15克，琥珀末10～20克。大黄、半夏水煎成200毫升，每次用100毫升冲服琥珀末5～10克，早晚各1次。上方药物用量，初服可从少量开始试用，并因人而异。服药后大便每日不超过2次者，大黄可用到15克。个别患者服药后有轻度腹痛，无须停药，2日后可自行缓解，用药1～2周。以自觉症状消失，前列腺无压痛，中央沟存在，前列腺液常规涂片高倍镜检白细胞数在10个以下，卵磷脂小体达70%以上视为治愈。②生大黄50克，放入砂锅内加水400毫升，煎至200毫升左右，倒入瓷盆中，趁热先熏会阴部，待药液不烫手时，再用毛巾浸液擦洗会阴处。同时，用手指在局部做顺时针按摩，每次30分钟，每日早晚各1次。熏洗完毕，取中极、会阴穴，贴敷以生姜汁调制的熟大黄细末20克，外以胶布固定。此外，若体质强壮者或有热象者，每日可取制大黄3～6克，水煎20分钟后饮服。以上各法同时治

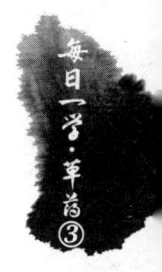

疗15日。

(8) 胆道蛔虫病：大黄600克，分3剂水煎服，首剂300克，第2剂200克，第3剂100克，每日1剂。水煎服方法：待水沸后，投入大黄，约煎5分钟后服用。服完3剂后复查B超，并给服噻嘧啶片（每片0.1克），当晚和次日晨各服6片。伴有低热患者，在服用大黄之同时肌内注射庆大霉素注射液8万U，每日2次。高桃珍等共治疗40例患者，均经B超确诊。患者均于服首剂大黄后0.5～1.0小时（平均40分钟）完全止痛，伴下坠感；服完3剂后复查B超，胆总管内平行光带均消失，原扩张的胆总管直径回复到3～5毫米，囊壁光滑。配合噻嘧啶杀虫后，患者均从粪便中排出一至数条蛔虫。治疗过程中患者大便次数4～14次，并轻度乏力，停药后恢复。

(9) 高脂血症：生大黄适量，切片晒干、粉碎、过120目筛，装入空心胶囊内，每粒含生药0.25克。第一周每次0.25克，每日4次，口服；第二周每次0.25克，每日3次，口服，1个月为1个疗程。游景成共治疗42例患者，获效满意。胆固醇、三酰甘油下降，有效率分别为81.3%和87.5%。一般以服药疗程越长，疗效越佳。由于服药剂量小，1日最多服生大黄1.5克，因此绝大多数患者服药后没有泻下现象，偶尔下腹部有闷痛感，无需处理，便后即自行消失。

(10) 慢性肾衰竭（慢性肾功能不全）：①在一般治疗及对症处理的基础上，每日加服10克大黄浸泡液400～600毫升，保持大便呈稀糊，每日3～5次。②生大黄30克，以文火煎煮20～30分钟，煎取浓汁200毫升，用纱布或滤斗滤过后，装入250毫升消毒瓶内，用输液管直肠高位滴入，保留灌肠液1～2小时。轻症每日1次，重症每日2

次,一般2周为1个疗程;轻症者一般应用2~3个疗程,重症者一般应用4~5个疗程。

(11) 上消化道出血:生大黄粉,每次3克(或服相当于生大黄3克的其他大黄制剂),每日3次,口服。并酌情补液或输血,必要时中转手术治疗;血止后停服大黄制剂。

(12) 疖肿及口腔炎:生大黄9~24克,水煎取汁150~500毫升。用于漱口、湿热敷及洗涤,每日4~6次。治疗前,局部应先予以清洁,头发宜剪掉,暴露患处。溃疡处洗涤时,必须将局部分泌物洗净,但局部摩擦用力不可太大,以免血液渗出。

(13) 下腿溃疡(臁疮):生大黄15~21克,研成极细粉末;另取甘草捣碎,去净纤维,取细末约为大黄的1/5量,共研极细。先用温开水洗净疮面,揩干后,均匀地撒布药末,再用"千层"(又名"千张"或"百页",为纯黄豆制成品,以薄而韧者为良)覆盖包好。如有渗液外流,可听其自然,第二日再洗,每日换药1次。轻者换药3~5次,重者8~9次,即可新生出肉芽组织。此时不可再洗,药末可少用或不用,但"千层"必须每日1换。当结痂牢固时会发生痒感,不可揭去痂盖,隔5~7日痂盖自然脱落。

(14) 传染性湿疹样皮炎:取生大黄末适量,加入香油调成油膏,外敷于患处,每日1次。

(15) 咳嗽:大黄6克,泡开水代茶饮服,每日2次。

(16) 急性坏死性小肠炎致肠麻痹:生大黄4克,泡开水适量(开水刚能浸泡全药即可),1小时后用纱布滤过。分4次口服或胃管注入。一旦出现肠鸣,开始排便,腹胀减轻渐消失,即逐渐减量停药。

(17) 胃出血:大黄粉3克,每日3次,口服,直至大便

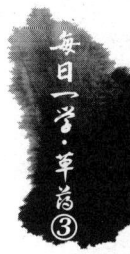

隐血（潜血）阴性为止。

(18) 流行性腮腺炎：生大黄适量，研为细末，加食醋调成糊，外敷于患处，每日换药1~2次。一般用药3日即可获愈。

(19) 新生儿不吮奶：生大黄10克，放在茶杯或碗里，以沸水100毫升左右浸泡10分钟后，少量分次频频喂服。一般喂服1日即可吮奶。

(20) 鼻出血：大黄适量，研成粉末，过筛后炒制成炭，用2%甘油水溶液浸制备好的纱条或棉片备用。所治患者其鼻腔均给予大黄炭粉纱条或棉片填塞。出血较少，部位明显者，隔日换药1次，出血较多，部位不明确者，3日换药1次。高血压动脉硬化者，加口服大黄炭粉每次3克，每日3次。

(21) 慢性便秘：生大黄粉3~6克，每晚睡前用温水送服，2~4周为1个疗程。用药量以每日可无困难排便1次为准。

(22) 小儿畏食症：大黄酊（含大黄30%），每次1毫升，每日3次，口服，大便溏泻者可适当减量。

(23) 脑外伤性颅内出血：25%生大黄浸泡液（由生大黄50克，加沸水200毫升浸泡而成）行保留灌肠，并取生鲜大黄片（生药饮片亦可，但疗效不及新鲜者），以60度白酒或75%酒精浸泡，外敷创伤局部。

(24) 急性胆囊炎：大黄30~60克，水煎，1~2小时服1次，直至腹痛缓解。

(25) 腹膜后血肿：生大黄30克，加热水200毫升，浸泡20分钟后，去渣分4次服用，每日1剂。

(26) 带状疱疹：大黄、黄柏各2份，五倍子、芒硝各1份，共研为极细末后，加入凡士林配成30%的软膏，平摊于纱布上,厚约0.2厘米,贴敷于患处,隔日换药1次。

(27) 急性淋病:大黄浸膏片每次8片,早、中、晚各服1次,连续服药10日后观察疗效。

(28) 银屑病:生大黄3～15克,熟大黄6～20克,制成煎剂(生大黄后下),每日1剂,早晚2次分服。并取生大黄、熟大黄各30克,用30%酒精100毫升浸泡1周后,取药汁外搽患部,每日1～2次,搽药后用手在患部摩擦5～10分钟,使局部有微微发热感即可。

(29) 急性软组织损伤:速效止痛粉(由生大黄100克,乳香20克,没药20克,冰片10克,将上药研为极细末,混匀后装入玻璃容器密闭备用)适量,以白酒或75%酒精调成糊,均匀地摊于纱布上,外敷于患处,每日早晚各1次。

(30) 甲沟炎:生大黄适量,研为细末,装入瓶内备用。用时,以食醋适量调匀(小儿可将醋稀释后用),外敷于患处,每日或隔日清洗后更换1次。

(31) 淋巴结结核:大黄粉100克,石灰粉400克,在砂锅中炒至石灰呈微红色时,取出晾凉,过筛,装入瓶中备用。用时,加入香油适量,调成糊,用纱布条浸药后敷在伤口上即可。

(32) 卒中(中风)便秘:生大黄粉3克,以50%～60%白酒调成糊,贴敷于神阙穴处,外用敷料胶布(胶布过敏者用绷带)固定。每日于局部用50%～60%度白酒约5毫升加湿1次,3～5日换药1次,连续贴敷多次未见不良反应及局部破溃。

(33) 癃闭:生大黄(后下)20克,厚朴、枳壳各10克,车前子(包)15克。产后,加红花、桃仁、益母草;手术后,加当归尾、川芎、广木香;老年,加炙黄芪、肉桂、淫羊藿。每日1剂,水煎分服。

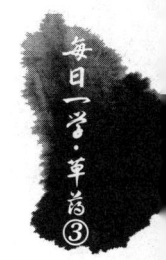

(34) 糖尿病肾病：生大黄粉，每次5克，每日2次，口服。

(35) 急性糜烂性胃炎：制大黄3～5克，研碎后，置于300～500毫升沸开水里浸泡半小时左右，液体变黄色即可服用。每次30～50毫升，每隔半小时服1次。出血较重者，可加三七粉3克。

(36) 急性应激性胃黏膜病变：大黄1.5～3.0克，调成糊，每8小时1次，吞服或由胃管注入。出血停止后继续用药2日，共用药5日左右。

(37) 晚期癌症并发机械性肠梗阻：生大黄10～15克，碎成蚕豆大小放于杯中，注入沸水250毫升，加盖泡20分钟，先服200毫升，杯中余药再加沸水200毫升待用。服药后30分钟如无大便或矢气、肠鸣，则再将杯中药液约250毫升服下，2小时大便仍不通者，可如上法再取15克泡服1次。

(38) 重症胰腺炎：生大黄30克，水煎取液300毫升，行保留灌肠，每日2次。并取小承气汤合黄连汤加减：生大黄（后下）、蒲公英各30克，枳实15克，厚朴、黄芩、栀子、赤芍、牡丹皮、广郁金各10克，延胡索20克。每日1剂，水煎取液，从胃管注入，夹管1小时。以大便每日3～6次为度。并用抗生素及抑制胰酶分泌药，禁食，胃肠减压、吸氧，胃肠外营养支持，维持水电解质平衡。

(39) 新生儿便秘：大黄，加沸水调糊，外敷脐孔及其周围，纱布覆盖，胶纸固定。继用手掌心顺时针方向按摩3～5分钟；然后置热水袋热敷，温度以不烫伤皮肤为度。24小时换药1次，3次为1个疗程。陈秀燕共治疗28例患者，显效（用1次大便复常；1个疗程后，无复发）17例，有效10例，无效1例。

(40) 产后热毒病：取大黄50～100克，每日1剂，水煎取液1000毫升，每隔30分钟口服100毫升。若次日无药物色水样便，则再用1剂。无效停用。

(41) 手术后粘连性肠梗阻大便秘结：生大黄12～20克，生栀子12克，每日1剂，水煎2次，分3次温服。

(42) 急性肝炎：大黄20～50克，赤芍30～60克，水煎250毫升分服，每日1剂，使大便保持每日2～3次。

(43) 治便秘、脘腹痞满：大黄、枳实各12克，厚朴24克，芒硝9克。水煎，先煎厚朴和枳实，后下大黄，芒硝溶服。有峻下热结的作用。

(44) 治火邪上炎所致的目赤、咽喉肿痛、牙龈肿痛：大黄、芒硝、炙甘草各60克，山栀子仁、薄荷、黄芩各30克，连翘125克。将以上7味中药研成粗末，每服6～12克，加竹叶3克，蜂蜜少许，水煎，去渣，饭后温服。

第75日
丹　参

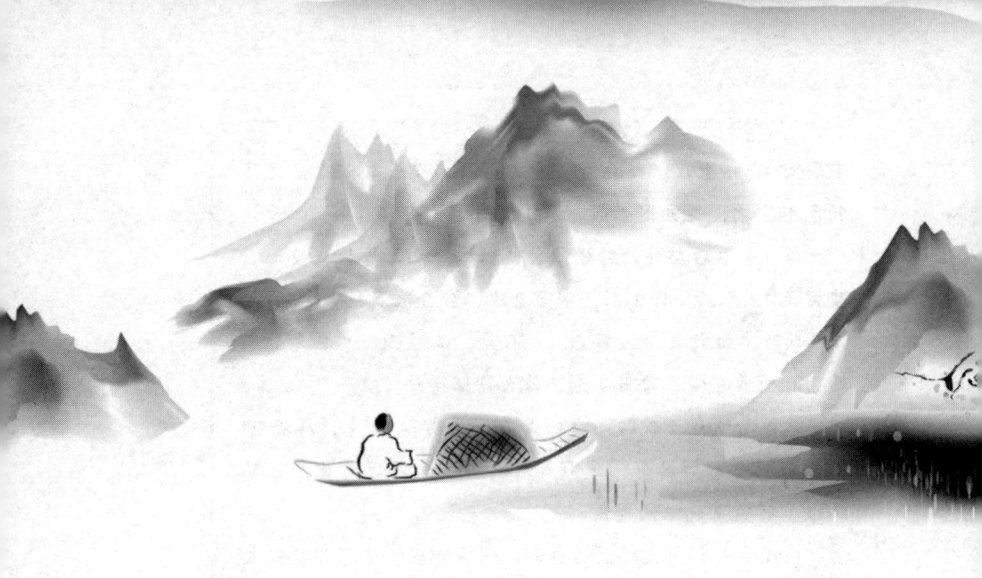

10月10日　晴　湖心亭公园

　　昨天"每日一学·草药"讲到大黄。

　　我建议大家几十味药要把《神农本草经》的原话背下来，包括菖蒲、人参、大黄、丹参、柴胡等，因为最精彩的就是原文。

　　大黄能够破瘀血，血闭寒热，破癥瘕积聚，留饮宿食，荡涤肠胃，通利水谷，调中化食，安和五脏还能推陈出新。

　　读完这个就觉得这个药太厉害了。比如大黄能够让你的瘀血往下走，所以用三七配大黄，身体里的震荡伤瘀血伤都可以下排。

　　当地有一个拳馆的老师傅一般会治跌打伤，打架伤。他有一句名言说，要学打人先学医人，没学会医人，别学打人。意思就是说，你打人要有分寸，知道人体穴位经络走向，知道哪个地方不能打,知道哪个地方打了该怎么医。他说他有一个方子很管用。中学里一群孩子打群架,打得鼻青脸肿,有几个到医院里去了,吃了药肿痛也没退,就找到他,他就给他们用大黄三七粉,喝几天,肿痛就消下来了。

《神农本草经》讲大黄最重要的功效是下瘀血。而普通人认为大黄只是通大便。其实通大便是它后面的功效,排第一的功效是下瘀血。

张仲景也有一个神方,方中有大黄,"五劳虚疾羸弱腹满不能饮食",五伤是指食伤忧伤饮伤房事伤和经络营卫气伤,五伤可以使人虚弱到食物也消化不了。

瘀血

我昨天讲的开车开得太快,急刹车,或者受到惊吓震荡,经络营卫气伤,体内有干枯的瘀血,就表现出身体有暗斑,或者嘴唇乌暗,或者黑眼眶,肌肤甲错,两目黯黑,"缓中补虚大黄䗪虫丸主之",这个条文我们都是烂熟于胸的,包括《神农本草经》的条文,像这种经典的条文,你背一万遍都觉得少。你看大黄䗪虫丸,用大黄配合活血破瘀的药物,它反而能补,为什么?古人讲,陈莝去而肠胃洁,癥瘕尽而荣卫昌,不补之中,有真补者存焉。意思是陈旧的脏东西去了,肠胃就干净了;积块没有了,营卫就像新鲜的泉水一样冒出来,你不用刻意去补,里面就含大补的作用。张从正最擅长用这个方法,他是攻下派的代表。

延年益寿

我们昨天提到,延年益寿的大黄补丸,以通为补。

你看西北的地方,骆驼没喝大黄水的要减寿五年,可见人死就是因为六腑不通,排浊功能下降。所以老年为什么有老年斑?用大黄补丸的指征就是脸上有很多老年斑,而且偏暗。若疮痘偏红可以用它去实热;偏暗可以用它下瘀血。所以下瘀血才是它的第一功效。

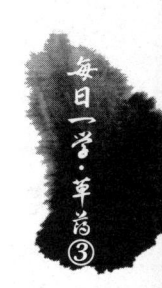

跌仆伤

中学里有一个小伙子失手从高处跌下来后,他说当时两分钟内就有憋闷感濒死感,等气缓过来后,嘴唇乌暗,反应迟钝。

然后他爸爸找到我,问该怎么办?

我说,用伤科第一方复元活血汤。一个人如果受到严重的震荡伤,血管堵塞,这时候要让它复原,就用复元活血汤。三剂喝完又恢复原来的样子,瘀暗的嘴唇变得鲜红,也就没事了。

所以家家户户都少不了复元活血汤。孩子跟别人相撞,或者高空坠落,或者骑马、坐车的摔伤都可以用这个方。当然你若想不花钱也行,就是直接把自己的尿喝下去,或者喝小孩子的尿,它是跌仆伤恢复最快的一味药。

肠道堵塞

大黄也能去血液里的毒素。

人衰老是血管先老,血管越老,血管壁就越硬、越厚、越黑,就像老树一样僵硬,那些毒素就淤积在那里,所以要保持二便通畅,有利于废物湿毒排出体外,就可以延年益寿,要用炙过的大黄,泻下的力会缓和一些。

上次有一个学生来问我,老师你能不能跟我讲一个秘方,他想要制成可以让病人强身健体的药丸。我想来想去,比如黄芪、党参、杜仲、枸杞、熟地黄、山药这些对于衣食富足的我们来说,没有什么太大吸引力,但对于缺衣少食的一群人来说,就是宝贝。

当时李可老先生在20世纪六七十年代,用补中益气汤治疗上百种疾病,而且效果还不错。他说那个年代大家都拼命干活,他的身体只需要中气足,生命活力就还可以,中气虚就百病欺,所以经常拼命猛干、劳力伤气的人,就可以用补中益气汤。

我们这个时代不一样了,拼命干活的人不多了,养尊处优、暴饮暴食、肠胃堵塞的人变多了。所以我们要做时代医,就是要看时代需要什么样的药,我们就给他用什么药。

所以我说用大黄配山楂、鸡屎藤、麦芽之类的打成粉,这个就是大补丸。然后他就制作了一批,先给周围亲戚用,反响很好。喝了就能开胃,二便通利。而且他放的量不会太大,普通人都可以吃,那就是非常棒的肠润茶。

这种肠润茶不但能够把肠道里的东西清出来,也能把肠道壁的淤积化掉,所以喝了之后,排出大便都是黑色的,等到排得比较干净的时候,身体就很不错了。所以这个是很好的方子,这是我看了古代的清宁丸、通补丸、大补膏得出来的结论。

上海有个患者年轻的时候容易上火,头晕头痛,后来他说觉得打粉太麻烦,就服用大黄苏打片。只要晨起有口干口苦,或者晚上睡觉烦躁,难以入眠,或者便秘,脉象不是很虚软无力,你就可以服用大黄苏打片,2～3片都可以。他一直保持每个月都服用几次,助肠道空腹排浊,几十年也没生什么疾病。

当时国医大师朱老也活到近百岁,人家问他的养生秘诀是什么?朱老说,要保持肠腹通畅,就是养生秘方,但是怎么样通畅呢?有千种方法,我始终认为除了大黄,你还要靠练功,因为药补不如食补,食补不如睡补。

所以我们客家人吃饱赢过睡饱,睡补不如功补。每天习劳练功或者小跑,你没有小跑的那股魄力,你的学习也就不够披荆斩棘,勇猛精进。而功夫不如心补。你功夫练得再好,但是你看不开,也很麻烦。就像武林豪杰里面功夫练得好的有很多,但是恩怨情仇血雨腥风,都是他们兴起来的,因为他们功夫好,但是心态不好。所以《天龙八部》里的慕容复功夫很好,但人生很惨。

所以你们不要急功近利,不要看到什么是好的,就拼命学,你要知道这个心态是不好的,学什么也没有用。所以人生首要调心,之后再去学其他技术。

疝气

大黄能够破癥瘕积聚。

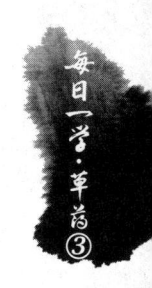

比如《止园医话》里讲，硬结疝气的患者用核类药。他就用附子加大黄配五核丸（茴香、橘核、荔枝核、山楂核、龙眼核），发现屡治屡效，可谓是绝招。因为附子可以暖，大黄寒热涤荡，局部的瘀块就容易化掉。

同时海南有一个患者，他得了老年疝气加上15天左右没排大便，卧在床上肚子鼓胀，垂垂欲死。前面的医生都用大黄、牵牛子这些泻药，吃下去就停在那里，泻不下去。后来碰上了当地的一个医生，他就想，吃了那么多泻药都泻不下，那肯定是身体火力不够无法推动。所以加附子大黄，用到15克以上，水煎服，半个小时后，那个病人居然起来了，才下床跑两步，那个大便就排出来了，弄得裤子上都是。他说，我从来没看见过一次性排这么多的时候。

如果寒药不行，就换热药；热药不行，就要用寒热夹杂的药。所以碰到老年人顽固便秘，喝大黄番泻叶不管用时，你就可以试试大黄跟附子配，一寒一热，寒是冷缩，热是膨胀。附子一胀，大黄一缩，一胀一缩，胃胀缩几下，就是荡涤肠胃，推陈出新，调中化食，安和五脏、通利水谷。所以水谷就保持通利了。这也是九死一生的方子，可以称为神验方。

痈疽

你们一定要读张锡纯的书，简直就是江湖侠客仗义、挥刀用药，那是非常快意的，他的书也很容易读懂。

有一次张锡纯碰到妇人，这妇人得了一种很奇怪的病，背部起了一个痈疽，睡在床上，热得衣服都不穿了，用过寒药热药都没有效果，张锡纯一摸，脉象这么有力，像男子一样，背部又长那么大的痈疽。然后就开大黄10斤。人家一听，量也太大了。张锡纯用药有一个特点，就是他开这么大剂量的药，并不是一次性服下去。煎水后，喝一点，再喝一点，等大便通了就可以停了。

病人家属一看，别的医生也有开过泻火药，都没有效，你难道开就有效？

张锡纯就说"病重药轻，虽对何用？"意思是病重，药却很轻，你就算对症了也没有用。欲起千斤之石，必用千斤之力。石头三两，你用三两的力就可以提起来。如果石头有千斤重，你用一百斤就搬不起来。

所以这个妇人就一碗接一碗地喝下去，10碗喝完以后，毒热排得干干净净，疮肿也就消了。

这应该是史上记载大黄使用最大剂量的一例吧。

所以膏粱厚味堵塞在肠道里，她的疮痈虽然长在背上，但她的病根是在肠子，肠子里的毒热排出，背部痈疮失去供应后也就消了。因为万物生长靠供养，失去供养不生长。你脸上长的痤疮，如果把做供养的肠胃斩断，肠道一清，改为素食，减少肉食，痤疮也就消了，因为它没有那么多气去供养。

大黄还有很多精彩之处，我们讲也讲不完。我专门有一本书，是人民军医出版社的编辑主任送给我的，那本书专讲一味大黄，讲述了大黄跟什么样药配伍有什么样的作用？还有一些精彩的名老中医用大黄的案例。

今天我们要讲的这味药是什么？它太厉害了，我们每天都会用到。它一味药号称可以抵四物汤，"一味丹参，功同四物"。它集补血活血化瘀止痛于一体。所谓无痛不寻医，病人不痛苦他不会来找你，他既然来找我了，我首先就要缓解痛苦，而丹参就是缓解周身痛苦中最重要的一味药。

偏头痛

有一个顽固偏头痛的患者找到一个草医郎中。然后草医郎中说，你这是头痛，不是血虚就是血瘀，我给你用一味药，既能补血虚又能祛血瘀，就是丹参粉。后来他说，他的同事也都是偏头痛，问他是什么药？他说，就是一味丹参打粉，你可以拿来煮茶水。但它要达到一定剂量才有效果。

我们昨天也碰到一位丰顺的患者呃逆胃胀，他说服药过后

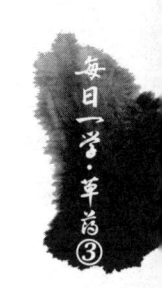

很舒服，呃逆少了，胃胀也消了。问他怎么吃药？他说拿了你的药，回去一剂药分十次吃，怎么分十次吃？他自己买的打粉机，抓三剂药打，打成粉剂时，再分成三十小包。一次就一小包放在锅里煮，煮粉很轻松，药粉放在锅里煮热，沸腾1分钟，盖子盖紧，等凉了就可以服用了。

所以煮散是中医既节约药物资源，又能够快速治病的方法，"散者散也"，散剂像胡椒粉似的，一洒味道就出来了，不需要久煮。真正要弘扬中医，必须要草药配合散剂使用。

顽固性头痛用丹参散剂，20～30克粉末，煮水后喝下去，头痛当时就好了。因为心脑相连，丹参能够活血化瘀，通利心脑血管，所以不管是虚的还是瘀的，丹参都能补虚化瘀。

冠心病

丹参的第二个功效是治疗冠心病。冠状动脉堵塞会引起心绞痛，胸闷，严重也会放射到后背部疼痛。

所以遇到后背痛，一般要考虑两个病，胆囊炎和心脏病。

如果是胆囊炎，他的关脉脉象会提示中焦堵塞比较严重；如果是心脏闭阻，他的寸脉脉象会提示上焦堵塞比较严重。这都可以摸出来的。

昨天有一个患者说上次你给我开的药，我喝了以后，背部痛就好多了。这次来是因为逢年过节，好吃的吃多了，又堵了，问该怎么办？我说一样的，丹参和三七打粉，不管是胆囊炎还是心脉堵塞，服用完都会好。他说平时容易虚怎么办？那我们就可以把丹参三七粉和鸡蛋放在一起炒，这又是一个药蛋的方法。

我有一个大学同学，当时是在体育课上一起练铅球的，他虽然个子小，但是铅球投得很远，他上半身力量很大，因为他比较容易愤怒，"怒则气上"。

而拳击手的上臂力量是最大的，他们经常像大猩猩一样捶胸顿足，然后再上场，很愤怒，两只手的气血也就满了，但如果太满就会上头，容易突发脑溢血。所以好多武术家是死于武术，会游泳的是死在水里，飙车的就死在车里，你说他擅长，但又不擅长，因为最后还是在那里死伤的。

而小偷是最会跑的，他恐惧的时候，气就下到脚上去，所以跑得快。但是如果一直被吓也很麻烦。

台湾有一次地震，鸡惊慌得上蹿下跳，最后即使地震过去了，这个鸡养了一年还是不到一斤。为什么？因为恐伤肾，已经影响它的发育了。所以孩子发育不好也是恐伤肾。后来有学者给鸡喂六味地黄丸，肾气补回去了，大半年又长了两斤了。

所以可以证明六味地黄丸补肾也可以治恐惧。

如果身体虚寒，或者经常跟爱人吵架，或者看恐怖片被吓到，双脚发抖，手心出汗的人，要用金匮肾气丸，要抓紧补肾气，否则会发育迟缓。营养睡眠都充足，为什么还是长不高，那就是受到了惊吓。这就是我们中医的动物实验，从不放在实验室里，而是放在大自然里。

我先把铅球的故事讲完。这个大学同学的手臂很有力，铅球推得很远，有一次晚上熬夜，人比较疲累，又在运动场上运动，记住所有的运动伤大都是在疲劳的状态下受的，他想要过度使劲，也总是推不出很好的水平，结果胸部肌肉拉伤，半个月也没有好，经常隐痛，来医院拍片的时候，说是心肌炎，被吓得不知道该怎么办了。后来我说，你不妨试试丹参三七粉，因为我大二时就跟当地的草药郎中学医，又跟大学里的教授抄方。所以你们想要高水平，就必须要早临床。丹参三七打成粉，喝了两三次，痛就好了一半，等一百块钱的药粉都喝完，瘀痛感也就消失了。大学里经常有运动伤，运动拉伤也可以用丹参三七粉。

前几天师父骑摩托车摔伤了膝盖，就给他用含有三七的云南白药粉，服用了半瓶，局部的痛就会减轻。这是肌肉拉伤的血脉堵塞的。

而对于冠心病，属于瘀血体质的人可以用复方丹参片。但是有些人服用的时候觉得气不够，你就可以用复方丹参片加党参粉或者西洋参粉，吃了就能气阴并补。

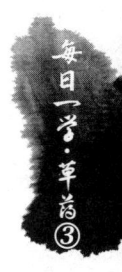

西山村有一个患者得了冠心病，他的儿子就给他买了复方丹参片，他说刚开始吃觉得很舒服，吃了几个月后反而觉得没劲了。我说你的瘀血已经散了，现在是气不足，再加点泡参粉一起吃就没事了。服用一段时间后，脸上的老人斑都消失了。所以这就是血活瘀自化。

胃心病

丹参还可以治疗严重的胃心病。我很喜欢用这个方子，基本上都会用到。丹参配合陈皮、麦芽或檀香砂仁，就是有名的方子——丹参饮。

去年有一个司机正开着车，手就失控了，感觉突然心里闷，还好他急刹车停在马路旁，被送到医院。医生说，血管已经堵塞，要做搭桥手术。问我该怎么办？我说，你赶紧用丹参、三七配合檀香、砂仁一起打成粉。他服用之后，瘀阻消掉了，居然不用搭桥就好了。因为丹参三七偏活血，檀香砂仁偏行气。

他这个人就是经常去应酬，吃得太撑。我说你要记得七分饱，否则你的血管会更容易堵。因为肠胃堵了，心脏压不下，人就会不舒服。所以大部分心脏病发作都是在便秘时或暴饮暴食后发作，心脏拼命想要把食物压下去，压不下，它自己就爆了。

丹参、三七、檀香、砂仁可以防止搭桥手术，防止血管堵塞。这个药方比单用三七更有效，因为檀香砂仁可以行气化瘀消食，而用丹参的依据就是局部刺痛或者嘴唇乌暗。

但是有些老病一定要用黄芪配丹参，或者党参丹参同用。脏腑合并伤人气血，黄芪党参补气，丹参川芎活血，所以我们用这组对药治了很多种病，如腰痛、胃痛、肩痛、痹痛、膝痛，都是这组对药的灵活应用。

比如膝关节痛，我们用黄芪、丹参、川芎再加牛膝，可以引到膝上，煮汤，老人家喝了几次，腿脚就变得利索了，我们已经治疗了很多这样的病人。

有一个患者下肢瘀血堵塞，静脉曲张很严重，肿痛得走路都很难，问我该怎么办？我说，我要把你当作瘫痪来治。他说，我还没有瘫痪，就要吃瘫痪的药。因为这是瘫痪的前兆，用补阳还五汤加丹参、牛膝，引到膝盖。服用后，肿痛消了，静脉曲张好了许多，但没有完全康复，因为人老了，药是没办法医老的。

精乃延年药，气是续命芝。人体的精是延年益寿的药，而中气是续命的灵芝。我们为什么每天要到田地里去劳作？为什么天天要早睡？就是要养足精气。"精气足百病除，精气虚万邪欺"。

所以中医入门有很多。学好精气学说看病绰绰有余。学好五行也可以独当一面。学好阴阳更可以成为某领域的高手。

保健药酒

好多朋友都问怎么泡出好酒？因为他平时喝酒又想喝一种保健药酒，最好既能降三高，又能喝酒，那就是丹参薏苡仁酒。

凡酒都有湿气。所以酒鬼往往都是懒汉，因为他刚开始喝酒很兴奋，兴奋过了就慵懒了。所以把湿除掉，他就会变灵活。人不灵活就是身体湿气重。所以慵懒用薏苡仁，它是药食之品，可以分化酒里的湿毒，再用丹参，两个等份，就可以泡酒了，起码要泡50°以上的酒。一天鸡蛋壳杯一杯左右，炖热再喝。对于喜欢喝酒又有三高，瘀血堵塞，或者皮肤长包块的人，泡上15天以上就可以喝，既便宜又好用。

海南有一个患者就很喜欢喝酒，但他有高血糖、高脂血症、脂肪肝，他说怎么办呢？我戒不了酒。那我教你怎么喝酒能把病治好，你去买丹参跟薏苡仁。他说要买多少？我说，买多一点，酒就泡多一点，因为这些是很普通的药，副作用很小。泡完过后，就天天喝鸡蛋壳杯1～2杯，喝了一段时间，他再去检查，血脂和血糖都降下来了。

他说，这个方是不是也可以把它推荐给别人。

我说，它只适合你这样的懒人，因为丹参活血，能让气脉通畅；而薏苡仁能除湿，可以降糖脂。一个人气脉通畅，糖脂又下降，那三高也就慢慢退下去了。

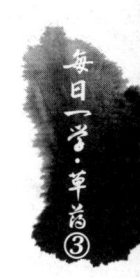

但是还是那句话,你不能够凭借这个药酒,如果不改掉自己的坏习惯也是没用的。

月经不调

我们今天还要分享一个丸剂。你们碰到妇人月经不调,就可以用它,因为它能够调顺月经。

方子就是当归丹参打成粉,炼蜜为丸。

我说,气血不足、气血堵塞都可以用这两味药,尤其是妇人的效果更好。月经前三五天服用,月经就会很通调,所以闭经、痛经、月经颜色暗,都可以用。如果很严重,你就大剂量的服用。所以丹参当归是调经二药,非常好用。

失眠

你们经常会碰到失眠的,我们有眠三药。对于烦躁抑郁,或者脑子静不下来的失眠,用这三味药有明显的效果。当然你要在辨证的基础上使用这三味药。

丹参20克,五味子20克。

为什么重用五味子?因为失眠患者的神难以安静。酸甘辛咸苦五味子最祉。它没有人参补气的力量,也没有当归补血的作用,但是它能让五脏六腑都睡觉,"睡补胜食补"。

当地有一个人在工厂里做机械,结果他回到家里,看电视的时候手也在动,不受控制。他说白天做了很多像拧螺丝的动作,后来走到路上也是手不能自控,他问该怎么办?

我说,给你开药。他说每天还要打工,没时间煲。

我说,那你去买人参五味子糖浆,一次要喝半瓶。

他看一次一般只能喝一盖,我让他喝半瓶,因为我知道那药很安全,人参五味子补虚劳损,人参补五脏气,而五味子能把五脏的气封藏进筋骨里。他吃了三瓶以后,晚上也不焦虑,手脚不听使唤的症状也消失了。

所以五味子要重用。

有些人偶尔失眠，怎么办？

我说，那就吃酸的东西，像黄皮。你可以把黄皮或者酸梅腌制起来，一旦觉得今天比较疲劳，回来很难入睡，就可以用黄皮或酸梅加点白糖，那一碗水喝下去，你就很容易睡着。

因为古籍上讲酸能静。很多人都喜欢吃凉拌菜，特别是心急火燎时，它也必须要有醋。如果你实在睡不着，又找不到药，就可以喝醋糖水。所以这比吃安眠药还要强。因为酸能静，辛能动，所以你只要掌握动静，就能掌握阴阳。

以后我们用药只需要五种味道，酸甘辛咸苦，就可以畅通无阻。以后我们会学一部书，就是《辅行诀》。这本书就写了根据药物的味道治病。你只要知道药物的性味，就知道它能治什么病。也就知道什么病该吃什么性味的药，而不是按照功效吃药。单吃丹参能活血，桂枝也能活血，一寒一热，一个辛烈一个凉降，都是不一样的。所以不按功效，按味道。

以后我们会多讲这方面。

比如一个人经常鼻塞不通气，他就可以用辛甘的药物，用桂枝配黄芪可以治鼻炎。

比如一个人的肠胃堵塞，口又干又苦，他要吃点苦寒清火消炎的药，用大黄配甘草，泡茶各 10 克，喝下后口干口苦的症状就消失了。

比如一个人总是翻来覆去睡不着，用丹参 20 克再加五味子，活血清心，宁神降气，喝下去就睡得好。但有些人说没效果，我一看，丹参 10 克，五味子 5 克，剂量太小，治疗失眠没有效果，所以必须要用到 20 克。

方子是丹参五味子配枣仁，我很少用枣仁，因为现在炒的价格太高了，所以我一般都是选用便宜的药。所以这三味药就是眠三药。

丹参还有很多奇妙之处，我讲的只是冰山一小角。

今天到这里，明天更精彩。

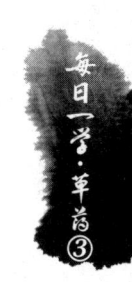

草药小贴士

丹参味苦，性微寒。归心、肝经。具有活血祛瘀，通经止痛，清心除烦，凉血消痈之功效。主治瘀血头、胸、胁、腹疼痛，积聚，月经不调，痛经经闭，产后瘀滞腹痛，关节痹痛，跌打瘀肿，温病心烦，血虚心悸，疮疡肿毒，丹疹疥癣。用于胸肋胁痛，风湿痹痛，癥瘕结块，疮疡肿痛，跌仆伤痛，月经不调，经闭痛经，产后瘀痛等。治疗胸胁疼痛、癥瘕结块，以及月经不调、经闭经痛具有良效，常与川芎配伍应用。在治疗胸腹疼痛属于气滞血瘀方面，往往配合砂仁、檀香等药同用。

(1) 治妇人经脉不调，或前或后，或多或少，产前胎不安，产后恶血不下并治之。兼治冷热劳，腰脊痛，骨节烦疼，丹参（去芦）不以多少，为末。每服二钱，酒调下，经脉不调食前，冷热劳无时。

(2) 治经水不调：紫丹参一斤，切薄片，于烈日中晒脆，为细末，用好酒泛为丸。每服三钱，清晨开水送下。

(3) 治经血涩少，产后瘀血腹痛，闭经腹痛：丹参、益母草、香附各三钱。水煎服。

(4) 治腹中包块：丹参、三棱、莪术各三钱，皂角刺一钱。水煎服。

(5) 治急、慢性肝炎，两胁作痛：茵陈五钱，郁金、丹参、板蓝根各三钱。水煎服。

(6) 治妊娠胎堕，下血不止：丹参十二两，细切，以清酒五升，煮取三升，温服一升，日三。

(7) 治心腹诸痛，属半虚半实者：丹参一两，白檀香、砂仁各一钱半。水煎服。

(8) 治腰髀连脚痛：杜仲八两，丹参五两，独活、当归、川芎、干地黄各四两。上六味切，以绢袋盛，上清酒二斗渍之五宿，服二合，日再。忌芜荑。

(9) 治神经衰弱：丹参五钱，五味子一两。水煎服。

(10) 治小儿汗出中风，身体拘急，壮热苦啼：丹参半两，鼠粪（微炒）三七枚。上药，捣细罗为散。每服，以浆水调下半钱，量儿大小，加减服之。

(11) 治妇人乳肿痛：丹参、芍药各二两，白芷一两。上三味，以苦酒渍一夜，猪脂六合，微火煎三上下，膏成敷之。

(12) 治阴疼痛或肿胀：丹参一两，槟榔一两，青橘皮（汤浸去白瓤，焙）半两，茴香子半两。上药捣细罗为散。每于食前，以温酒调下二钱。

(13) 治寒疝，小腹及阴中相引痛，自汗出欲死：丹参半两，锉，捣细罗为散。每服，以热酒调下二钱。

(14) 治风热，皮肤生暗斑，苦痒成疥：丹参（锉）四两，苦参（判）四两，蛇床子（生用）三合。上药以水一斗五升，煎至七升，去滓，乘热洗之。

(15) 治热油火灼，除痛生肌：丹参八两，剉，以水微调，取羊脂二斤，煎三上三下，以涂疮上。

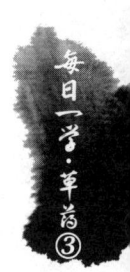

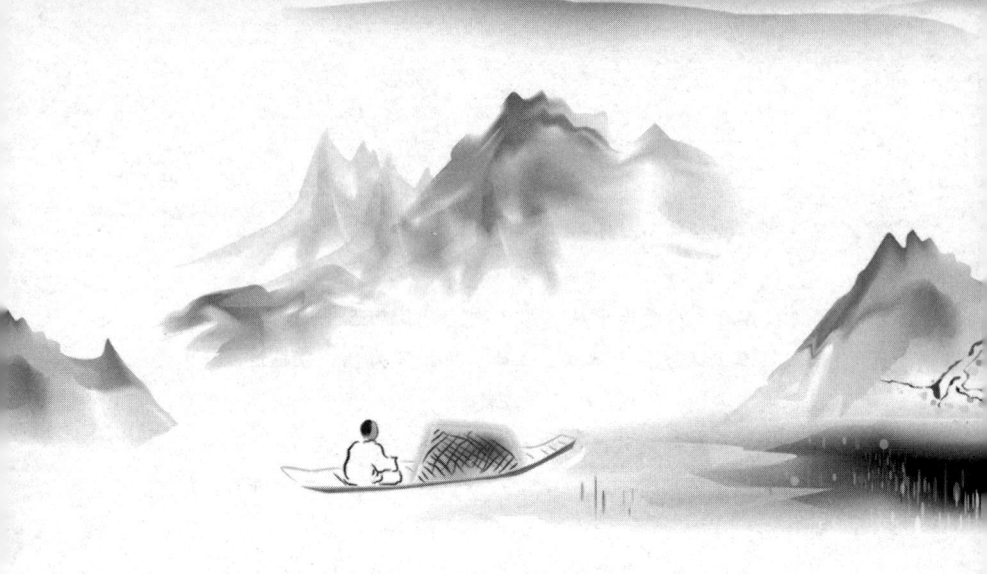

方药集锦

❀ 风湿关节痛
小伸筋草 30〜50 克,水煎服。

❀ 抽筋
小伸筋草、牛大力、巴戟天,水煎服。

❀ 多发性囊肿
一味小伸筋草捣烂后塞到鸡的肚子里,煲汤。

❀ 跌打损伤
小伸筋草泡酒,或者新药捣烂兑酒,然后炖服。

❀ 肝囊肿、胆结石
小伸筋草、穿破石,水煎服。

胆囊小结石
金钱草、威灵仙、小伸筋草各 30～50 克，水煎服。

脚崴伤
消山虎捣烂后酒炒热，外敷。

摔伤
消山虎捣烂兑酒，炒热，挤出汁水，内服。

无名肿毒
消山虎捣烂，敷患处。

乳头堵住红肿
消山虎 500～1000 克，捣烂后加酒炖热，外敷。

感冒咽喉痛
金银花、消山虎，水煎服。

火热脓疮
消山虎捣烂加酒，水煎服。

高血压尿赤
消山虎加车前草，水煎服。

口苦咽干
消山虎、龙胆草水煎服。

狂躁
消山虎、咸酸草，水煎服。

咽喉痛
消山虎、红背、白花蛇舌草捣烂榨汁，兑蜂蜜，内服。

伤湿感冒
龙葵一大把煮水，熏蒸头部。

高血压

龙葵 30～50 克，水煎服。

小孩烦热睡不着

玉米须、龙葵、绿豆，水煎服。

扁桃体发炎

威灵仙、乌梅、龙葵各 20～30 克，水煎服。

咽喉剧痛水谷难下

龙葵 30 克，灯笼草 30 克，捣汁，配红糖服。

牙龈出血

龙葵捣烂，水煎服。

疮痈肿毒

龙葵捣烂，外敷。

老鼠咬伤

龙葵捣烂，配红糖，外敷。

猫狗咬伤

紫背天葵捣烂，外敷。

蜈蚣咬伤

两面针捣烂，外敷。

慢性咽炎

龙葵、桔梗、甘草，水煎服。

急性乳腺炎

新鲜龙葵 250 克，一半水煎服，一半捣成渣，兑酒敷在乳房痛处。

❁ 癌症胸腹水

龙葵 500～1000 克煎水内服。药渣兑酒敷在肚子周围,如果病人怕冷,再加姜汁。

❁ 暑热

龙葵治暑热 30 克,水煎服,可以兑点红糖好喝一点。

❁ 支气管炎

龙葵、陈皮,水煎服。

❁ 咳血

人参、龙葵,水煎服。

❁ 癌症

肺癌,用穿破石、龙葵。

肝癌,用穿破石、七叶一枝花。

胃癌,用穿破石、龙葵、蒲公英。

肠癌,用败酱草、穿破石、龙葵。

膀胱癌,用龙葵、穿破石、蛇莓。

易扩散癌,用白花蛇舌草、半枝莲、半边莲、蚤休、穿破石。

❁ 扭伤

龙葵叶加 7～11 个葱头,捣烂以后,酒炒热,外敷。

❁ 膀胱炎

龙葵,水煎服。

❁ 胸部、咽喉长结块

六角英,水煎服。

❁ 狗咬伤

六角英、消山虎,捣烂外敷。

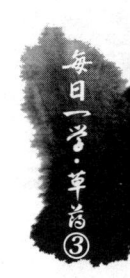

拉尿困难

六角英、车前草，水煎服。

眼干涩胀

六角英加桑叶，熬浓汁，内服。

病毒性肝炎

六角英、车前草根、崩大碗，榨汁，内服。

不爱吃饭

六角英研粉，配少许糖，水冲服。

拉肚子

六角英、凤尾草，水煎服。

眼赤痛

六角英30克，水煎服。

咽喉痛

六角英、灯笼草，水煎服。

跌打损伤

六角英捣烂加酒炖服，药渣敷患处。

烂疮见骨

黄芪，水煎服。

胃胀风

毛麝捣烂煮水，兑酒服。

手指伸不直

毛麝、苦刺芯捣烂加酒炖，汁内服，渣外敷，再两药煮水洗手。

手被夹肿

毛麝、苦刺芯捣烂加酒炖，手放上面熏，再洗。

湿疹蜂蜇

毛麝捣烂，外擦。

感冒初起

毛麝、苏叶，水煎服。

肚子痛

毛麝捣烂，敷肚脐。

风寒外感

毛麝、苏叶、生姜，水煎服。

风热外感

毛麝、金银花、连翘，水煎服。

风湿外感

毛麝、藿香、佩兰、苍术，水煎服。

鼻炎

毛麝、辛夷花，水煎服。

脚酸痛

艾叶、花椒、白花臭草、毛麝煮水，泡脚。

出血

毛麝、白花臭草、墨旱莲捣烂外敷。

尿道结石

黄芪、毛麝、菖蒲、车前草、海金沙，水煎服。

小便黄赤

冰糖、淡竹叶、竹叶心，水煎服。

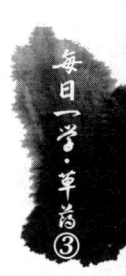

舌头长肿瘤

导赤散。

口舌生疮

竹叶、麦冬,水煎服。

梦到鬼怪过世亲人

用桂枝、红参,水煎服。

梦到火打架

用淡竹叶、灯心草,水煎服。

尿血尿赤

淡竹叶、白茅根、墨旱莲,水煎服。

预防中暑

牛筋草、淡竹叶,水煎服。

肝火大

龙胆草、淡竹叶,水煎服。

腋下出汗

竹叶、木通、生地、甘草,水煎服。

高热不退

竹叶心煎水,加冰糖,内服。

心烦气躁

生脉饮加熟地黄、淡竹叶。

产后脚肿痛

香茅煮水,外洗。

胃口不好

香茅、生姜、大枣,水煎服。

心悸

香茅心 7 根,水煎服,还可加龙眼肉。

肚子冷泄

凤尾草、香茅,水煎服。

局部出血

香茅油外敷,再用布条压紧。

吃撑胃痛

香茅、陈皮、生姜、大枣,水煎服。

关节痛

先把患处拍热,再擦上香茅油,或活络油、万花油。

生闷气

香茅 7~15 根,水煎服。

消积开胃茶

香茅、鸡屎藤泡水,代茶饮。

预防暑热

绿豆红薯金不换熬汤喝,金不换要后下。

小孩高烧

三豆饮(赤小豆、绿豆、黑豆),再配合捏脊。

眼睛发热

绿豆煮水,加冰糖喝。

农药中毒

绿豆,水煎服。

附子中毒

绿豆,水煎服。

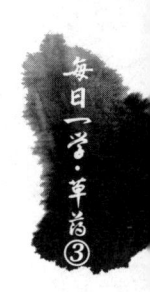

参茸热毒攻眼

莱菔子、绿豆、大黄，水煎服。

高血压

绿豆，水煎服。

皮肤瘙痒

绿豆、薏苡仁，水煎服。

梅核气

两面针、威灵仙、罗汉果、胖大海，水煎服。

牙痛喉炎

两面针粉，喷服。

消化不良肚子痛

两面针根、鸡屎藤以 1∶10 的比例捣烂后，水煎服。

腰骨疼痛

擦两面针酒，配合拍打。

蛇虫叮咬

两面针泡酒，外擦。

风湿关节痛

两面针粉，加酒送服。

漆痒

茶籽油炒饭吃，两面针酒外擦。

十二指肠溃疡

两面针根打粉，每次服 1 克以内。

美容

丹参、三七、两面针打粉，内服外擦皆可。

毒蛇咬伤

两面针根 30 克，锤汁以后直接加酒一起送服。

肾结石

猫须草水煎服。

痛风

方一：五指毛桃 20～30 克，梅肉草 20 克，白茅根 20～30 克，牛奶树根 20～30 克，小伸筋草 20 克左右，金钱草 20～30 克，猫须草 30 克左右。

方二：土茯苓、猫须草、白茅根、金钱草、威灵仙。

尿不出

猫须草、车前草各 1～20 克，加黄芪 50 克。

胆结石

猫须草、金钱草、郁金、威灵仙，水煎服。

胆囊炎背痛

四逆散加蒲公英、猫须草、威灵仙、姜黄、小伸筋草、防风。

脚肿

黄芪要重用 80～100 克，再配合赤小豆、薏苡仁、猫须草。

坐骨神经痛

假地豆 30～50 克水煎服。

骨折

地豆草捣烂外敷。

外伤出血

地豆草捣烂外敷。

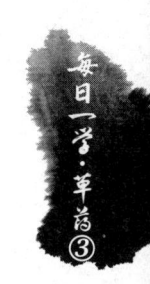

疮口难收

地豆草捣烂外敷。

咽喉炎

地豆草配射干、胖大海或者灯笼草水煎服,有梗阻感,加威灵仙。

尿道炎

猫须草、地豆草、威灵仙水煎服。

肝炎

地豆草、穿破石水煎服。

蛇咬伤

地豆草、半边莲捣烂外敷。

咽炎

地豆草、灯笼草、岗梅、山豆根水煎服。

尿道炎

地豆草、车前草、赤小豆水煎服。

胆囊炎肋胀

地豆草、穿破石、穿心莲、威灵仙水煎服。

腮腺炎

地豆草、马齿苋、蒲公英水煎服。

骨折局部肿胀

冰片、血竭、麝香外用。

肝炎

硬骨龙、白茅根、金银花或虎舌红。

偏瘫

地豆草捣烂煎水服，常服可加巴戟天、牛大力、大枣、黄芪。

流行性乙型脑炎

地豆草、三桠苦、牛筋草，水煎服。

黄痰难咳

枇杷叶 50～80 克，水煎服。

咳黄痰带血

枇杷叶、墨旱莲，水煎服。

慢性咳嗽

六君子汤加干姜、细辛、五味子。

寒咳

干姜、肉桂、黄芪、陈皮、枇杷叶。

热呕

枇杷叶、竹茹。

睾丸痛

龙眼核、荔枝核、橘核。

尿黄赤

枇杷叶、车前草、海金沙。

心脏病危症

枇杷叶、丹参、菖蒲、槟榔。

肺热痰喘

四逆散加枇杷叶、槟榔、丹参、菖蒲、陈皮、炒麦芽。

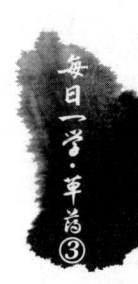

肺热咳嗽

枇杷叶煮水,加蜂蜜内服。

失眠

枇杷、黄皮。

骨头烧热

枇杷叶、地骨皮。

梅核气

半夏厚朴汤加枳壳30克,桔梗5克,木香10克。

大便不通,肚子胀痛

四逆散加枳实10克,厚朴10克,大黄3克。

小腹胀痛

小茴香、芍药、枳实。

食积吃东西没味道

四逆散加枳实、苍术、山楂。

子宫脱垂

补中益气汤加枳壳。

脱肛

补中益气汤(黄芪用到120克),加枳壳、枳实各10克。

肝炎

溪黄草、田基黄、茵陈,水煎服。

黄疸型肝炎

溪黄草30克,栀子20克,金银花15克。

转氨酶偏高

溪黄草30克,五味子15克,蒲公英20克。

体虚身黄
五指毛桃、溪黄草,水煎服。

乳房痛
溪黄草加酒捣烂,内服外敷。

跌打伤
溪黄草嚼烂,加酒服。

咳嗽带血
溪黄草水煎服,血鲜红的加童便。

风湿热关节痛
溪黄草30克,威灵仙15克,水煎服。

食积上火
岗梅、六角英、溪黄草、白花蛇舌草、墨旱莲,水煎服。

黄斑
黄芪、鸡血藤、溪黄草,水煎服。

肝癌
穿破石、溪黄草、大枣,水煎服。

转氨酶高
溪黄草30克,五味子20克,水煎。

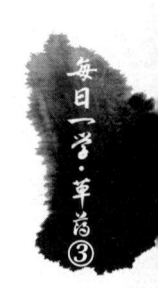

肥胖
荷叶、苍术、鸡屎藤,水煎服。

消瘦
莲子、山药、芡实,煲汤喝。

白带偏多、遗精、腹泻
莲子、淮山药,煲汤喝。

遗尿

金樱子、芡实、莲子、黄芪、牛大力,水煎服。

郁闷不开心

莲花、辛夷花、玫瑰花泡茶饮。

心烦睡不着

莲子心、麦冬,水煎服。

口腔溃疡

莲子心泡茶饮。

咳吐血、尿血

藕节加白茅根各 30～50 克。

崩漏

藕节炭研末,调酒内服。

胸闷

陈皮、荷叶、竹叶心,水煎服。

血黏稠

荷叶、土茯苓、丹参、决明子,水煎服。

解酒毒

马蹄水煎服。

骨蒸

马蹄煲汤喝。

发热不退

钱葱、莲藕、山药煮水,频服。

高血压

钱葱、玉米须水煎服。

痔疮

钱葱、马齿苋、大黄，水煎服。

口干渴

钱葱、沙参、玉竹，水煎服。

矽肺

钱葱水煎服。

食积腹胀

莱菔子研粉，水冲服。

便秘

四逆散（柴胡、枳壳、白芍、炙甘草）加润肠三药（火麻仁、决明子、莱菔子）。

老年多痰

四逆散加三子养亲汤（苏子、白芥子、莱菔子）。

癌症

用通补之法，黄芪重用100克以上，三棱、莪术各30克，偏热加七叶一枝花，偏寒加白芥子。

在肺者用白英；在肝者用穿破石；在肠者用红藤败酱草；在胃者用蒲公英；在肾和膀胱者用猫须草、猫爪草。

高血压

第一要治肝，用白芍、钩藤；第二要治肠，用火麻仁、莱菔子、决明子、蜂蜜润肠；第三要治小便，用钱葱、玉米须、车前子利小便。用这个思路去辨证用药。

小孩吃不下饭

山楂和炒莱菔子，水煎服。

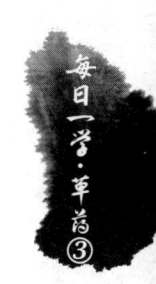

脚抽筋

芍药、甘草各30克，加薏苡仁30克，牛膝20克。

腿沉

黄芪80克，川芎10克，益母草20克，薏苡仁50～80克，赤小豆30克。

白带

完带汤加薏苡仁50克。

或者用山药、苡仁、芡实、大枣、莲子也可以。

小儿脾虚拉肚子

用参苓白术散，或者用山药薏苡仁粥。

治癌方

黄芪50～80克、薏苡仁50～80克，补气除湿。

三棱、莪术各20克，它是专门通畅那些经脉的。

偏寒，痰湿重，包块硬，加白芥子10克；偏燥热，则用蚤休20克。

这六味药是治癌主方。

肺癌，就在这六味药加白英20～30克，偏热加百部，偏寒加前胡。

肝癌就加穿破石20～30克，偏热加柴胡，偏寒的加吴茱萸。

胃癌偏热则加蒲公英30～50克，偏寒则加干姜5～10克。

食管癌加威灵仙、代赭石各10克。

肠癌加红藤20～30克。

子宫癌加败酱草、鱼腥草各20～30克。

皮肤癌加金银花、蒲公英各30克，再外用六神丸。

膀胱癌加猫爪草和猫须草，各20～30克。

头部癌症、积水加土茯苓20～30克。

鼻咽癌加白花蛇舌草、半枝莲20～30克。

咳嗽老不退

薏苡仁、山药煲粥。

头晕

黄芪、天麻打粉,水煎服。

高血压头晕

天麻、丹参打粉,水冲服。

中风头晕

天麻炖汤喝。

癫痫抽搐

服用天麻粉。

淋雨头痛

天麻、川芎、白芷、丹参各20～30克。

常年头痛

天麻粉炒鸡蛋。

水湿头晕

天麻10克,泽泻30克,白术20克。

中风后遗症

天麻、三七、丹参打成粉。

老人保健

党参、龙眼肉、天麻、三七粉。

防痴呆

人参、天麻打粉,水冲服。

小孩子手抖

四君子汤配天麻。

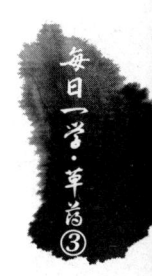

肢体麻木

黄芪、当归、鸡血藤、威灵仙、党参、天麻、丹参。

骨头发热

地骨皮加知母 20～30 克水煎服。

凤阳牙痛三药

骨碎补 30～50 克，地骨皮 10～20 克，白芷 10 克。

皮下出血

四逆散、墨旱莲、地骨皮。

妇人崩漏

白芍、地骨皮、墨旱莲。

糖尿病口渴

地骨皮、麦冬、葛根。

痰黄尿黄

地骨皮、桑白皮、黄芩。

爱发火

地骨皮、枸杞子、橘叶。

五红满血汤

枸杞子一红，红枣二红，红衣花生三红，红糖四红，赤小豆五红。

抗疲劳

枸杞子嚼服。

不孕不育

五子衍宗丸，配合枸杞子晚上嚼服。

眼花耳鸣

杞菊地黄丸。

调肝养肝汤

枸杞子、决明子各 15 克,荷叶、山楂,血压高加泽泻、车前子。能降血脂,消脂肪,减肥排毒,降血压、尿酸。

便秘膝盖痛

制首乌 30 克,九制熟地黄 30 克,肉苁蓉 30 克。

头发花白

何首乌、熟地黄各 20 克左右,煎水服。

腰膝酸痛

制首乌加杜仲、枸杞子、黄芪、黄精。

降脂方

何首乌、山楂、荷叶。

严重失眠

首乌藤 80 克,加元胡止痛片。

痹六药

威灵仙、甘草、菖蒲、苦参、火麻仁、何首乌。

风气盛加荆芥、防风。湿气重加薏苡仁、泽泻。热盛加败酱草、蒲公英,或紫草、墨旱莲、茜草。

生发丸

熟地黄、柏子仁、当归、女贞子、墨旱莲、制首乌、黑芝麻、黑豆。

不孕不育

七宝美髯丹。

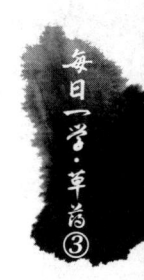

治懒丸

苍术、大枣。

脱力汤

仙鹤草80克，12枚大枣，煮水。

垂头丧气

四逆散、黄芪、仙鹤草、大枣。

练功岔气

首乌藤、合欢皮加姜枣。

小贫血汤

桂圆、生姜、大枣。

易出汗

玉屏风散（黄芪、白术、防风）加大枣。

更年期精神失常

四逆散加甘麦大枣汤、地骨皮、浮小麦、甘草，大枣10～20枚。

急性痛

急性胃痛，用大枣白糖水。
颈椎急性酸痛，用葛根粉，加大枣、甘草。
急性咳嗽，用桔梗，加大枣、甘草。
急性背痛，用姜黄，加大枣。
急性关节痛，用威灵仙（打粉）一小勺，加大枣、甘草。
急性腰痛，用杜仲，加大枣、甘草。
急性膝关节痛，用枸杞子、牛膝，加大枣、甘草。

耐饥寒暑丸

火麻仁、黑芝麻、枸杞子、大枣。

嘴唇发白

大枣7个,每日嚼服。

紫癜

阿胶枣,嚼服。

失眠

嚼服大枣,配合足底按摩。

重症肌无力

黄芪、枸杞子、大枣,水煎服。

胃下垂

补中益气丸,用姜枣茶送服。

四季枣茶

春天姜枣茶;夏天枣荷茶;秋天枣桑茶;冬天枣杞茶。

小升压汤

黄芪、大枣、生姜。

痛经

手脚发凉的姜枣茶加当归;手脚发热的姜枣茶加山楂。

经期头痛

当归、川牛膝,补血活血。

指甲枯黄

四物汤加姜枣。

便秘

重用当归一味。

肩周炎

黄芪、当归、鸡血藤。

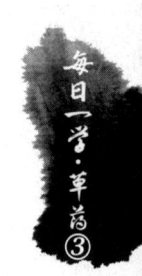

痛经

月经前 1 周,当归,代茶饮。唇白者用当归身,唇暗者用当归须。

虚人便秘

当归 30 克,肉苁蓉 30 克,水煎服。

痤疮

活络效灵丹(丹参、当归、乳香、没药)。

血虚发热

当归补血汤。

顽固头痛

当归、川芎、白芷、天麻。

嘴唇乌暗

三七打粉水冲服。

瘀血胃痛

丹参三七粉。

劳力伤筋

三七、人参粉。

腮腺炎

三七重用。

疮痛

三七、丹参,肿瘤发热者加蚤休。

扁平疣

单味三七粉。

出血

三七大黄粉。

慢性阑尾炎

三七、红藤、败酱草。

高血压

单味三七粉。

荨麻疹

维 C 银翘片配丹参、三七粉。

冠心病

三七粉,配合适当的养生锻炼,标本兼治。

颈肩腰腿痛

三七粉,血瘀者加丹参、川芎,气虚者加党参、黄芪。

高脂血症

单味三七粉。

补药上火

大黄泡水喝。

眩晕

酒炒大黄研粉,每服 3～6 克。

下瘀血

大黄配三七。

跌仆

复元活血汤。

肠润茶

大黄、山楂、鸡屎藤、炒麦芽。

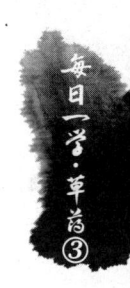

❀ 硬结疝气

五核丸（茴香、橘核、荔枝核、山楂核、龙眼核）加入大黄跟附子。

❀ 大便不通

附子配大黄。

❀ 疮热

一味大黄饮。

❀ 偏头痛

一味丹参打粉。

❀ 心脏不舒服

丹参配合陈皮麦芽或者配合檀香砂仁。

❀ 膝关节痛

黄芪、丹参、川芎、牛膝。

❀ 瘫痪前兆

补阳还五汤加丹参、牛膝。

❀ 血糖血脂高

丹参薏苡仁酒。

❀ 调月经

当归配合丹参打成粉，然后炼蜜为丸。

❀ 烦躁失眠

丹参、五味子。

❀ 鼻炎

黄芪、桂枝。

口干苦（胃肠堵塞）

大黄、甘草。

瘀三药

丹参、鸡血藤、芍药。

美容消斑

四物汤加丹参、鸡血藤、桃仁、红花。

印堂发黑

丹参、刘寄奴、鸡血藤、赤芍药、桃仁。

顽固青春痘

四逆散加乳香、没药，丹参跟当归。

痘印

凡士林或买一盒大宝润肤乳，将血竭打成粉拌在里面，搽在脸上。

肝囊肿

四逆散加三棱、莪术各30克，丹参、川芎、当归，黄芪。

子宫肌瘤

桂枝茯苓丸（桂枝、茯苓、桃仁、赤芍、牡丹皮）加三棱、莪术。

急性腰痛

土鳖虫打粉，每次3克左右，黄酒冲服。

骨折

瘀四药（丹参、刘寄奴、鸡血藤、赤芍药）加骨碎补、续断。

顽固耳朵痛

六味地黄丸加骨碎补。

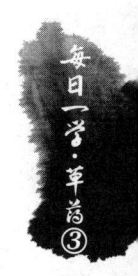

顽固腰痛

六味地黄丸加续断。

满口牙痛

六味地黄丸加骨碎补。

郁怒出血

四逆散加牡丹皮、栀子。

摔伤便血

尿血者，白茅根煮水，送服三七粉。

大便出血者，地榆配三七粉。

烧烫伤

地榆、紫草打粉，外敷。

痔疮

乙字汤（柴胡、升麻、黄芩、大黄、甘草、当归）加地榆。

尿闭

瘀四药加车前子、泽泻。

崴伤便秘

四物汤加桃仁、红花、丹参、大黄、决明子。

头痛

瘀血劳伤头痛，丹参、川芎。

生气头痛，四逆散加丹参、川芎。

上火头痛，丹参、川芎、大黄。

跌打头痛，丹参、刘寄奴、鸡血藤、赤芍药、川芎。

全头痛，白芷、羌活、川芎。偏于前额者重用白芷，偏于后脑勺者重用羌活，偏头痛者重用川芎。

❁ 劳力胸痛

丹参、刘寄奴、鸡血藤、赤芍药配合四逆散。

❁ 肋痛

延胡索、川楝子、郁金。

❁ 胆囊炎口苦

四逆散加延胡索、川楝子、木香、郁金。

❁ 肩膀痛

桑枝煮姜枣水。

❁ 冰冻肩嘴唇偏乌暗

四逆散、四物汤加桂枝、威灵仙。

❁ 腹痛

四逆散加小茴香、木香。

❁ 腰痛

杜仲、菟丝子、五加皮、大枣、枸杞子、丹参泡酒。

❁ 腰膝痛

独活、寄生、川牛膝。

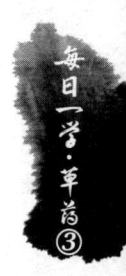

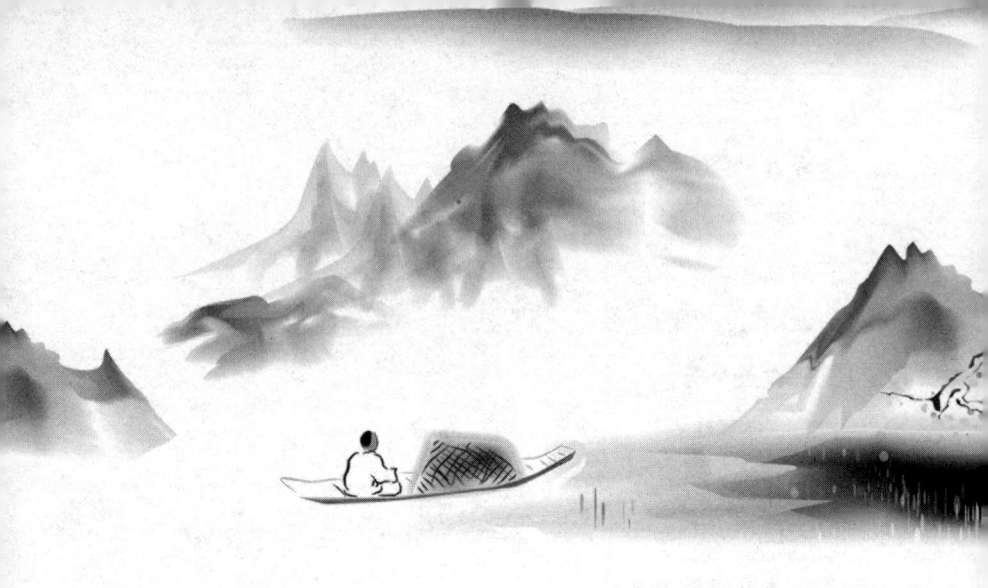

精彩语录

1. 肝炎，治炎症是治标，治肝是治本。
2. 欲起千斤之石，必用千斤之力。
3. 重剂起沉疴。
4. 学医很关乎做人，你不要把话说得太满，即使别人没有功劳也有苦劳。
5. 争你未必争得到，但是你让的时候反而得到，这叫争一争行不通，让一让就包天下。
6. 苦寒清火消炎热，辛香定痛祛寒湿，一个活血通脉，一个降火解毒。
7. 一个人动得太厉害了，我们要给他吃一点酸的，一点咸的，他就会平静下来。
8. 酸涩收敛涤污脓，可以净化血液。
9. 以后谁有很多话，嘴又很尖的，而且学问又不高的，我们就说山间竹笋，然后提起他的警戒。

10. 癌症是判了死刑的死缓，只要表现良好，洗心革面，忏悔改过，也可以重新出狱，重新获得新的健康人生。

11. 弱水三千，只取一瓢饮。

12. 降热是从肺开始的，肺热降则五脏六腑的火都会凉下来。

13. 春天受凉的病，要用夏天温热的方法来治，夏天发热的病，要用秋天清凉的办法来治。

14. 枇杷叶不单止咳那么简单，你重用可以降从头到脚的火。

15. 肺火一降，百脉之火莫不随之而降。肺乃水之源头啊，所以这是治病的一条思路。

16. 龙葵同时具有三种功效，上能够降火，中间能够除痰湿，下面可以利水消肿。

17. 痛痒疮皆属于心，龙葵能够清心肺之火，利尿消肿。

18. 我们外在穷，但是内在很富有。

19. 要怎么解决这些抑郁的疾病呢，要豪放派，跟乐观派。

20. 心要乐观，腿要灵活，身体就没问题。

21. 出血有气不摄血，热血妄行两种。

22. 陈皮只是普通行气，青皮才能够深层次的行气，所以生小气用陈皮，生大气必须用青皮。因为青皮它是破气的，而陈皮只是行气。

23. 以能问于不能，以多问于寡。

24. 零开始，天天要从零开始，那么你才有干劲。

25. 有成就的时候要戒一个傲字，没成就的时候要戒一个懒字。

26. 如赴军中约，如撑水上舟，修学要有这两种精神。

27. 中医的生命力在民间。

28. 不爱吃饭口又臭的，不能仅用简单的山楂麦芽神曲，你必须加点连翘、六角英。

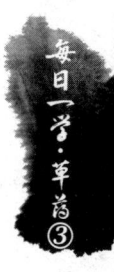

29. 一个人嘴唇红红的——火气大，如果嘴唇白白的——血虚。

30. 急性炎症，你用新鲜的草药，效果立竿见效。

31. 急性炎症就唱一首主题曲——泻火。

32. 苦寒清火消炎热，两句口诀一配在这里，就是治跌打损伤。

33. 口诀天下药物任你用，不会口诀，传你一个你都用不好。

34. 改变个人习性，就四个字"以志为根"。

35. 人之有志，好像树之有根，枝叶虽枯落，根本将自生。

36. 看你的行为，行为是你最好的名片，看你的志向，没有志你怎么扶都扶不起。

37. 你有志你永远不会输，你如果没志你所赢的都是暂时的。

38. 有目标一年可以学味药，没目标三五味药都学不下来。

39. 凡是暴病多实，久病多虚。

40. 有麝自然香，何必当风立。

41. 地位低不足忧，才学不济才堪忧。

42. 你如果心急火燎，你是治不好，病非一日得之，你用药也不是一日可以去治，特别许多顽疾。

43. 不怕慢，就怕站。不怕慢，就怕乱。

44. 欲成活学问，需下死功夫。

45. 芳香能冲动，能让人有冲劲，能让脾胃动起来，而毛麝它可以做到。

46. 胀的我们要用有毛能祛风，乃有风气阻之。

47. 风湿外感的特点是很疲劳，颈脖僵硬沉重，甚至腰背酸，这个酸是湿的特点。

48. 内伤病以气为首，百病皆起于气。

49. 骨折当先祛风，荆芥防风麻黄桂枝要上去。

50. 疲劳跟抑郁之人易得鼻炎。

51. 基本上百分之八十的风湿关节炎筋骨疼痛的，它都跟情绪抑郁分不开关系，有些是直接"忧劳成疾"。

52. 关节骨节之间通透性决定于你心情的郁闷程度，那个越郁闷越不通。

53. 受伤以后两招，第一招：外面敷草药治其标。第二招：里面吃健脾胃药，修复他的肌肉。让气血从里面长出来才是王道。

54. 解表药不能久煮，久煮那药气就跑没了。

55. 治结石，气不够用黄芪，管道不大用毛麝菖蒲，排水量不大用海金沙车前草。

56. 培补正气是王道，治本，而攻邪呢？等而下之治法是治标，标本兼治乃是良医。

57. 止痛痒毛麝香，消炎热穿心莲，两药合用为痛痒消。

58. 淡竹叶它有两大奇效：第一，它清心，第二它利小便。

59. 凡治病必查其下。

60. 我们治火，是给它釜底抽薪，而不是扬汤止沸。

61. 河流污浊了，这地方人小便跟那个血液是污浊的。

62. 一个地方的天空是污浊的，这个地方人很容易有肺部疾病：哮喘、支气管炎、咽炎。

63. 一个地方土壤到处都是垃圾，没有治理荒弃掉了，这个地方人的肌肉容易溃烂或者松垮垮，或者板结，或者劳损。

64. 治理一个美好的环境，就会有一个美好的身体，这叫天人相应。

65. 墨旱莲乃止血妙药。它能凉血止血，还能够滋阴还带补。

66. 面黄是小便中毒，口臭是大便中毒。

67. 让病人大便跟小便很通畅，你治病你就成功了一半。

68. 高烧一个是要多喝水，第二要保持小便通畅，把热带走。

69. 心开窍于舌啊，心火旺口舌疮。

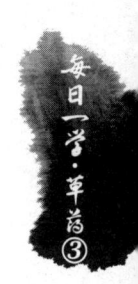

70. 脉数尿赤舌尖红，淡竹叶主之。

71. 功夫里头讲快准狠三个字，快是什么？速度。准呢？准讲的是目标。狠呢？狠讲的是力度。

72. 血之源头乃心也，所以心躁则血热妄行，心静则血气平息。

73. 其实人生，成功就"耐烦"两个字。

74. 肾精足百病除，肾水虚百病欺，肾它就是我们的定海神针。

75. 芳香能提神，芳香能开窍，芳香令人冲动有力。

76. 香类药去开胃，健脾，来去纳食。

77. 人生病就是外面招风寒，里面食物堵塞，而且心情急躁，睡不好，没精神。

78. 外面招了风寒，柴胡、藿香主之。里面有食积，枳壳、鸡屎藤、香茅主之。人容易着急、生气，白芍、郁金主之。睡不好觉没精神，没体力，甘草、大枣、枸杞子主之。

79. 知识学不完，井水打不干，力量用不尽啊！

80. 力量越用越出，智慧越苦越明。

81. 靠外力温敷，还不如你自己去拍打。

82. 一枝独秀不是春，万紫千红春满园。

83. 叶子走上焦，根部入筋骨。

84. 阳气就是生完气过上火，阴气就是生气后手脚凉。

85. 一分湿就有一分懒，去掉一分湿去掉一分懒，就会勤快一点。

86. 怒伤用绿豆，忧伤用红豆，熬夜伤用黑豆。怒伤你要把他的背部的那些膀胱经拨通开来。忧伤，要把颈部周围的经脉拨通动开来。熬夜伤，要把腰大肌周围的经脉拨通，然后捶打开来。

87. 绿豆饮它能解肝毒、农药毒、肠毒跟那个心脏烦渴燥热。

88. 如果借助外药，靠这个来去生活，而忽视了运动跟养生，这是大错特错，会走进死胡同。

89. 服用绿豆的指标就是小便带黄赤，浓稠，或者脉跳得比较快。它能够解暑，能解热毒，能解这些附子，跟补药燥药引起的心烦气躁。

90. 古人治病以利小便为捷径。

91. 怒火冲上咽喉，怒发冲冠，叫做气得七窍生烟。

92. 药有药性，人有人性，我们要善察言观色。

93. 这个世上没有天才，我只不过把别人喝咖啡跟喝茶的这些闲余时间拿来写作而已。

94. 别人在玩，在闲的时候你还在进步，是一种智者的生活方式。

95. 睡眠是人体抵抗力第一道防线。

96. 冬不藏精，春必病温。夜无沉睡，日必上火。

97. 挺起胸膛做人，脚踏实地干事。

98. 做人长时间要脚踏实地，偶尔也要抬头看看天。

99. 人会生病，一个是太急，一个是疲劳。

100. 少荤多素，坚持徒步，劳逸适度，遇事不怒。

101. 消炎一定要加疏经络的药，它那个炎症会好得很快。

102. 要治一个脓包，第一要把脓包的门打开来。第二要跟它战斗。第三要把它赶出去。

103. 道医的传承，你一入门就先练力，先用徒手按摩法。

104. 现在的郎中不一样，你要加进修炼跟教学的概念，要成为教化医而不是仅仅草药医，教化医就是教化众生，能教化这些患者的。

105. 晚上按摩，即使少睡一两个小时，第二天精气神都很饱满。

106. 按摩就是揉揉耳，搓搓脸，捏捏手，把皮肤搓热，搓红

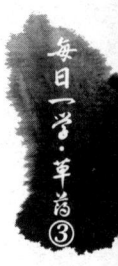

搓热了，抵抗力就上去了。

107. 治疗所有炎症，第一招就是苦寒药降火的，第二招是开破的。第三招就是通经络的。

108. 防止吃药后胃不舒服，可以加些巴戟天、牛大力、黄芪跟大枣进去。

109. 我们讲药尽量讲一些便宜、顺手可得的药，这叫物美价廉。

110. 寒痰用款冬花，热痰用枇杷叶。

111. 慢性咳嗽要治脾胃，急性咳嗽就治肺。

112. 种子一入身体它就会下沉到腹股沟，下沉到生殖器，它能够行气破气。

113. 心它是皇帝，肺它是宰相，肝它是将军，脾胃它是管粮草的，而肾它是水利部长。

114. 早上气往上提，用补中益气，晚上气往下降，用六味地黄丸。

115. 早上清气最足，所以要把最重要的事情放在早上来干。

116. 早是最少字的座右铭，一个早字就把一切都讲到了。

117. 不怕你一无所长，就害怕你没有认准方向。

118. 要像是别人把你丢到井里，你那股想爬出来的劲，那这个就成功了。

119. 其实你们是最幸福的，创业阶段，房子自己找，衣服自己洗，吃饭也要自己理。

120. 有的时候不到危机那个潜能是燃爆不起的，这点很重要。

121. 在危急的时候心无杂念，在顺境时你却乱想纷飞。

122. 化瘀是推陈，补气是生血，推陈生新，何病之有？

123. 蜂蜜是五脏六腑的润滑油。

124. 我们这个时代因为浮躁的人太多了，他需要酸收。

125. 枇杷叶它治病是居高临下的，它占据人的最高点"肺"，枇杷叶它相当于给你五脏六腑下一场甘露雨。

126. 无事常生闷气，心胸狭窄，枳壳桔梗汤主之。

127. 人腹部一满过后，胸部也跟着满。

128. 小腹痛用白芍，小腹胀用小茴香。

129. 有好胃气就有好身体，没胃口就会得病。

130. 只是一味地升，升不起来，先给他降，就能升起来。

131. 板凳要坐十年冷，文章不写半句空。

132. 一年的树木只能当柴烧，三年的树木可以当扁担挑，十年的树木才可以当栋梁来扛。

133. 枝密者果少，枝疏者果多。

134. 把能量精华都集中在一点，它才能够爆破。

135. 手把青秧插满地，低头便见水中天。身心清净方为道，退步原来是向前。

136. 不是事情惹你，而是你心不够宽。

137. 痰堵胸用枳壳桔梗木香，食堵在胃用枳壳陈皮。

138. 一个人背弯下来，并不是骨不好，而是因为心理压力负担太大。

139. 一粒沙子虽微小，一个杂念虽然它消耗能量小，但是你每分每秒千奇百怪的那个杂念一堆积，你就受不了。

140. 成就不属于聪明人，而属于这个专心人。

141. 风湿关节痛，发凉的叫风寒湿，发热的叫风湿热。

142. 肝热溪黄草，肝郁穿破石。

143. 无淤不生火，没有这些淤堵，难有这些燥火。

144. 站在患者或者众生最需要的那一个点上去做，你很快就成功。

145. 看到大势，十年如一日地做，你就改变了。

146. 黑眼眶，你睡好觉，气血一补就淡了。

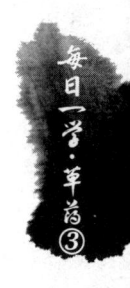

147. 明师就是给你人生指一条明路。

148. 上师他是教方向的，下师他才教一些技巧的。

149. 人生境界提高一分，那你问题就迎刃而解，境界不高空用药。

150. 癌症大病，不单比医药，更比谁放得快，放得下。

151. 淮山药质黏补肾，味香健脾，而色白补肺。

152. 荷叶是降血脂、清肝、减肥的中药。

153. 21世纪什么最贵重？健康，好的家庭关系，好的环境。

154. 无形的财富才是真财富。

155. 有形之火能烧万贯家财，无形之火能烧你的灵敏天性。

156. 吃亏赔本都不要紧，但是你动气这个就很要紧。

157. 苦入心，莲子心，以心入心，能清心除烦，安神降火。心动则五脏六腑皆摇，心一旦搅动了，那尿就会浑浊。

158. 鱼生痰肉生火，青菜豆腐保平安。

159. 饮食太咸脸色会变黑，因为咸多伤血脉，伤肾。

160. 清净心是最好的环保抗污染。

161. 珍惜没条件也是好条件，不珍惜好条件也不如没条件。

162. 读书志在圣贤，为官心存君国。

163. 常人以落榜为耻，我以落榜而动心为耻。

164. 世间没有神奇之法，只有平常之法，平常之法你用到极致就很神奇。

165. 日日学不怕千万药，天天走不怕千万里。

166. 病不难治，难在没忌嘴，人总是病在嘴死在腿。

167. 世间至简至贱之物，却有至神至奇之效。

168. 治疗便秘要降气跟润肠。

169. 痰消积化身体好，气顺腑降少病痛。

170. 痰生百病食生灾，痰它可以生各种病，饮食不通它会生各种灾难。

171. 冬吃萝卜，夏吃姜，不劳医生开处方。

172. 肠道清得干净，脸色就会变得很好看。

173. 美容第一招睡美人，第二招清肠道。

174. 人家治血压高要治肝，我要治肠，因为肠通则肝火降，肝与大肠相别通。

175. 高血压的人不能久坐，不能吃煎炸烧烤的，这个要远离，肠道堵塞或火气会更大，压力大。

176. 学而时习之，不亦乐乎。每天学习每天复习这是一件很快乐的事。

177. 世界从来不缺乏药物，缺乏什么？缺乏发现。

178. 我们只做有意义的事情，没有钱我们也要坚持到底。

179. 你永远保持你一无所有的那股奋斗的劲，你就能够保持还很年轻。

180. 百菜不如白菜，萝卜上市药铺关门。

181. 癌细胞大多是厌氧细胞，就算你身体氧气越少，它越喜欢，就说你天天坐在电脑旁边消耗氧气，又不去运动，它就好快乐，它就能拼命长起来。

182. 肝癌第一戒酒，戒烟酒；第二戒熬夜；第三戒生气。

183. 肺癌第一空气差不要去，第二不要生闷气，第三千万不要懒。

184. 胃癌不能吃快，不能吃饱，不能胡思乱想。

185. 食管癌不能生气，不吃过热过冷食物，远离电子类产品。

186. 脑癌不能顶撞人，多晒太阳，不能吃带翅膀的食物。

187. 子宫癌不能熬夜，不能久坐，不生怨气闷气。

188. 动一动少一病痛，懒一懒多喝药一碗。

189. 皮肤癌多晒太阳，多喝山泉水，多运动出汗。

190. 出汗就是给皮肤洗澡。

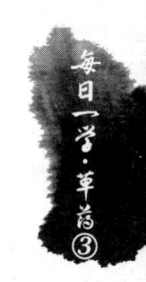

191. 一命二运三风水，四积阴德五读书，六名七相八敬神，九交贵人十养生。

192. 你要有智慧很简单，跟着有智慧的话走，跟着有智慧的人走。

193. 所有伟大的人物跟祖师都没有舒舒服服成功，都是在不舒服的时候没有停下来最后成功了。

194. 两种类型会让你火大，一个是水不足会火大，一个就是郁闷。郁闷的用菊叶，水不够的用地骨皮。

195. 若想不衰老，每天吃点枣。若想身体好，煮粥加大枣。

196. 上品药服用能坚筋骨，轻身不老，耐寒暑。

197. 钙是不用补的，要靠你身体的肾功能加强，你吃白米大饭它钙都很足。

198. 补气的药要早上服，补肾补精的药要晚上吃。

199. 人是病在嘴上死在腿上，腿上你不锻炼，你嘴上又乱吃，仙药灵丹都没用。

200. 睡眠质量不好是因为太懒，白天你勤于锻炼，经络通畅，一气周流，自然能够入甚深睡眠。

201. 长时间半夜一两点醒来，大部分肝部都有问题。

202. 学东西不仅要学破碎点滴的那些耀眼的知识，更要学贯穿知识的那根线。

203. 现在之所以少专家，就是因为越来越缺乏这个长时间去专注做一件事的人。

204. 肾主腰脚，主生殖，其华在发，所以肾水足头发就会乌黑亮泽。

205. 懒有两个原因，一个是湿气重，第二个体虚。湿气重的，要用苍术，身体虚要用大枣。

206. 气虚后人就垂头丧气，垂头是因为你丧失掉气了。

207. 春天放风筝，秋天赏月，都是在缓解颈部疲劳，治疗颈椎病。

208.瑜伽最厉害之处就是反关节运动,平时低头伏案久了,来一招举头望明月,轻松就把颈椎病给解决了。

209.抑郁症就前面胸被好像是石头压住了,颈椎病就是后面变弯了。

210.若要身体好,煮粥加大枣,久病体虚的人,每天几次都要适当的嚼服一些大枣。

211.无阳则阴不化,无阴则阳不升。

212.天天三颗枣,百岁不显老。

213.若要容颜美,煮粥加大枣。

214.甘能缓急,大枣是甘甜类药的代表,它能够让你急躁的神经变得松缓下来。

215.看到人躁,一个要帮他清火,二要帮他补血。

216.阴液耗光了,神就控制不住,容易狂躁,就像湖里没水了,鱼就会不受控制,跳来跳去。

217.冬季补一冬,来年少病痛,冬季进补,来年打虎。

218.男人要健脾,女人要养肝血。

219.拿出拼命三郎的干劲,你学医治病会很快。

220.人的进步不是看有多长时间,而是改变有多少。

221.当归养血调经,养血是养其真,调经活血,它是顺其性。

222.妇人痛经最怕五点:第一,吹凉风;第二,出汗后洗凉水;第三,吃那个冰凉的可乐饮料;第四,吃那个生冷的瓜果;第五,抱怨很多。

223.怨伤脾,爱抱怨的人大都消化不好。

224.诸痛痒疮皆属于心,血液一活跃,脸上红扑红扑,那些暗浊的色就退掉。

225.三七粉可以让你全身血管洗澡。

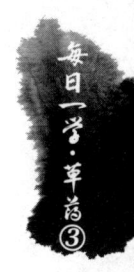

226. 夫善医者治其表，表解一身轻。

227. 三七粉可以提高生命的强度，耐力，抵抗力。

228. 懒会懒死，勤不会勤死。

229. 大黄能够过五脏斩六腑，把六腑里头的脏垢通通赶出体外去。

230. 口苦咽干上火了，火为苦之味。

231. 大黄小剂量以通为补，可以通肠健胃带补，大剂量它就能够泻下通腑排污。

232. 口苦咽干肝胆火旺，一味大黄通肠降肝。

233. 欲得长生，肠中常清，若要不死，肠中无滓！

234. 一不争财二不斗艳，睡也安详走也方便。

235. 节后综合征，肠胃堵塞，浑身不舒服搞三五克大黄一吃就好。

236. 六经实热，总清阳明。六经虚寒，总温少阴。

237. 脏邪还腑，阴病出阳。

238. 肿瘤的治疗其实就像冰块被融化一样，它需要热量，需要体能，需要出汗。

239. 长期的运动发汗，就是消瘤化结的秘法，就叫阴病出阳。

240. 在辨证方里头巧妙加点大黄，肠通腑畅，脏邪还腑，五脏的邪气就可以通过六腑走掉。

241. 凡治病必察其下，凡是治病你必须观察它下面通不通，胱肠通畅百病消。

242. 清理胱肠，死保脾胃！

243. 在某一方面你要成为大师级的人物，十万个小时那都是必要的。

244. 没有一种成功可以不用孤独面对整个世界！

245. 陈莝去而肠胃洁，癥瘕尽而荣卫昌，不补之中，有真补者存焉。

246. 很多人死是死在六腑不通，排浊功能下降。

247. 人衰老是老在血管，血管上面越老，那个人血管壁越硬，越厚，血越黑不够鲜红。

248. 中气足生命活力就行，中气虚就百病欺。

249. 保持肠腑通畅是养生的不传之秘。

250. 药补不如食补，食补不如睡补，睡补不如功补，功补不如心补。

251. 人生首重调心，调心之外，再去学其他技术。

252. 附子是热将军，大黄是寒将军，寒热涤荡，局部瘀块就容易化掉。

253. 欲起千斤之石，必用千斤之力。

254. 肠子里头那些毒热一去，背部痈疮，失去供应过后，自然会退下去。万物生长靠供养，失去供养不生长。

255. 一味丹参饮，功同四物汤，它集补血活血化瘀止痛于一体。

256. 丹参就是缓解周身痛苦最重要的一味药。

257. 精乃延年药，气是续命芝。

258. 人是病在嘴上死在腿上。

259. 人参五味子专门补虚劳损，人参补五脏气，而五味子能把五脏的气封藏进筋骨里头藏起来。

260. 丹参血热可清，血瘀可活，血虚可补。

261. 复方丹参片是治疗血瘀堵塞，头痛胸闷极好的药物。

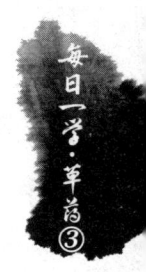

后　记

一日，在农场里。

一不小心，手被茅草割出一个很深的口子来，血流如注。

学生们立马找来臭草，揉烂敷上，血立马就止住了。

而我脑子却突然一亮。

厚重的身体，却抵不住薄弱的茅草一划。

坚硬的石头，因为流水而变得光滑无比。

庞大的森林，微小的火柴棒让它染成灰烬。

有时你轻视的东西，往往能引爆前所未有的变革。

最近关键的流行语是，看不见，看不起，看不懂，来不及。

今天你爱答不理，明天让你高攀不起。

我们"每日一学"栏目，看似每天在做着微不足道的事，虽然没有高高在上的大学和电台光鲜，但终有一天会绽放出属于它应有的光芒。

我们宁愿把自己的角色摆低，只是一个平凡而卑微的普及者，低处立，高处看。

这样在事业未成功时努力，在事业成功时会更加努力。

因为这种努力不是一时的，而是一辈子！

"每日一学·草药"系列第三部已经完成，敬请期待下一部。